中医临证必读经典

# 药性赋

## 白话解（第2版）

编著 常立果

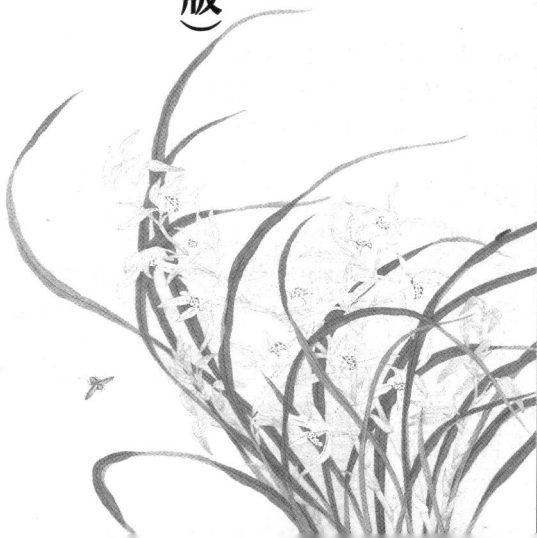

全国百佳图书出版单位
中国中医药出版社
·北 京·

**图书在版编目（CIP）数据**

药性赋白话解 / 常立果编著 . -- 2 版 . -- 北京：中国中医药出版社，2025. 5. --（中医临证必读经典白话解）.

ISBN 978-7-5132-1051-5

Ⅰ. R285.1

中国国家版本馆 CIP 数据核字第 20256VV307 号

---

**中国中医药出版社出版**

北京经济技术开发区科创十三街 31 号院二区 8 号楼

邮政编码　100176

传真　010-64405721

山东华立印务有限公司印刷

各地新华书店经销

开本 850×1168　1/32　印张 7　字数 151 千字
2025 年 5 月第 2 版　2025 年 5 月第 1 次印刷
书号　ISBN 978 - 7 - 5132 - 1051 - 5

定价　35.00 元
网址　www.cptcm.com

服 务 热 线　010-64405510
购 书 热 线　010-89535836
维 权 打 假　010-64405753

微信服务号　zgzyycbs
微商城网址　https://kdt.im/LIdUGr
官 方 微 博　http://e.weibo.com/cptcm
天猫旗舰店网址　https://zgzyycbs.tmall.com

如有印装质量问题请与本社出版部联系（010-64405510）

　　《药性赋》原书未注明作者，据考证应为金元时期作品。因该书以赋体行文，言简意赅，朗朗上口，历来为初学中药者必读之书，流传极广。本白话解针对中医初学者编写，以实用、简洁为原则。对原书论述不尽正确之处，在白话解中予以改正，并在体例上附有其他医家的代表性论述，以与《药性赋》互参。

　　《药性赋白话解》全书共分两大部分，第一部分为《药性赋》赋文，文后附歌四首，即十八反歌、十九畏歌、六陈歌、妊娠用药禁忌歌；第二部分为《药性赋》原文的逐条白话解释，以原文解析、功效、主治、用法、宜忌、文献摘录、附方为顺序逐一介绍。在原文解析部分，针对初学者，解释了药物的来源、性味归经，并对原文进行简要解释，对个别药物由于动物保护、药品毒性等原因，现代少用的，也予以说明；功效、主治、用法、宜忌则参考中医教材予以简单描述；文献摘录部分所选的内容，既是对《药性赋》进行说明、补充，又尽可能通俗。每味药附一方，附方的选取力求符合《药性赋》的论述。

本书在编写过程中，务求将条文解释清楚，使初学者易于参考学习。此次修订，是在原来体例不变的前提下，对《药性赋》的原文进行分段，便于诵读；对第一版内容适当增删，文字适当润色，对文献摘录内容进行调整，使本书内容更加准确畅达。但由于作者本身水平所限，如有不当之处，敬请读者提出宝贵意见，以便重印、再版时修订提高。

**常立果**
2025 年 1 月

# 目 录

药性赋赋文

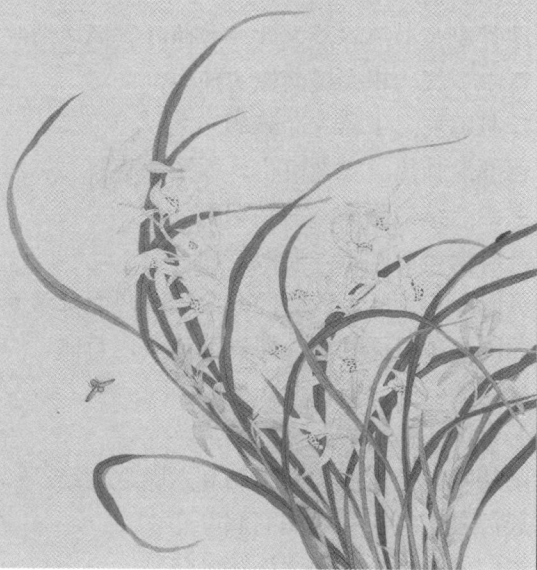

# 寒　性

诸药赋性，此类最寒。

**犀角**解乎心热，**羚羊**清乎肺肝。

**泽泻**利水通淋而补阴不足，**海藻**散瘿破气而治疝何难。

闻之**菊花**能明目而清头风，**射干**疗咽闭而消痈毒。

**薏苡**理脚气而除风湿，**藕节**消瘀血而止吐衄。

**瓜蒌子**下气润肺喘兮，又且宽中；

**车前子**止泻利小便兮，尤能明目。

是以**黄柏**疮用，**兜铃**嗽医。

**地骨皮**有退热除蒸之效，**薄荷叶**宜消风清肿之施。

宽中下气，**枳壳**缓而**枳实**速也；

疗肌解表，**干葛**先而**柴胡**次之。

**百部**治肺热，咳嗽可止；**栀子**凉心肾，鼻衄最宜。

**玄参**治结热毒痈，清利咽膈；

**升麻**消风热肿毒，发散疮痍。

尝闻**腻粉**抑肺而敛肛门，**金箔**镇心而安魂魄。

**茵陈**主黄疸而利水，**瞿麦**治热淋之有血。

**朴硝**通大肠，破血而止痰癖；

**石膏**治头痛，解肌而消烦渴。

**前胡**除内外之痰实，**滑石**利六腑之涩结。

**天门冬**止嗽，补血涸而润肝心；

**麦门冬**清心，解烦渴而除肺热。

又闻治虚烦除哕呕，须用**竹茹**；

通秘结导瘀血，必资**大黄**。

**宣黄连**治冷热之痢，又厚肠胃而止泻；

**淫羊藿**疗风寒之痹，且补阴虚而助阳。

**茅根**止血与吐衄，**石韦**通淋于小肠。

**熟地黄**补血且疗虚损，**生地黄**宣血更医眼疮。

**赤芍药**破血而疗腹痛，烦热亦解；

**白芍药**补虚而生新血，退热尤良。

若乃消肿满逐水于**牵牛**，除毒热杀虫于**贯众**。

**金铃子**治疝气而补精血，**萱草根**治五淋而消乳肿。

**侧柏叶**治血山崩漏之疾，**香附子**理血气妇人之用。

**地肤子**利膀胱，可洗皮肤之风；

**山豆根**解热毒，能止咽喉之痛。

**白鲜皮**去风治筋弱，而疗足顽痹；

**旋覆花**明目治头风，而消痰嗽壅。

又况**荆芥穗**清头目便血，疏风散疮之用；

**瓜蒌根**疗黄疸毒痈，消渴解痰之忧。

**地榆**疗崩漏，止血止痢；**昆布**破疝气，散瘿散瘤。

疗伤寒，解虚烦，**淡竹叶**之功倍；

除结气，破瘀血，**牡丹皮**之用同。

**知母**止嗽而骨蒸退，**牡蛎**涩精而虚汗收。

**贝母**清痰止咳嗽而利心肺，**桔梗**开肺利胸膈而治咽喉。

若夫**黄芩**治诸热，兼主五淋；**槐花**治肠风，亦医痔痢。

**常山**理痰结而治温疟，**葶苈**泻肺热而通水气。

此六十六种，药性之寒，又当考图经以博其所治，观夫方书以参其所用焉，其庶几矣。

# 热　性

药有温热，又当审详。

欲温中以**荜茇**，用发散以**生姜**。

**五味子**止嗽痰，且滋肾水；**腽肭脐**疗痨瘵，更壮元阳。

原夫**川芎**去风湿，补血清头；**续断**治崩漏，益筋强脚。

**麻黄**表汗以疗咳逆，**韭子**助阳而医白浊。

**川乌**破积，有消痰治风痹之功；

**天雄**散寒，为去湿助阳精之药。

观夫**川椒**达下，**干姜**暖中。

**胡芦巴**治虚冷之疝气，**生卷柏**破癥瘕而血通。

**白术**消痰壅、温胃，兼止吐泻；

**菖蒲**开心气、散冷，更治耳聋。

**丁香**快脾胃而止吐逆，**良姜**止心气痛之攻冲。

**肉苁蓉**填精益肾，**石硫黄**暖胃驱虫。

**胡椒**主去痰而除冷，**秦椒**主攻痛而去风。

**吴茱萸**疗心腹之冷气，**灵砂**定心脏之怔忡。

盖夫散肾冷、助脾胃，须**荜澄茄**；

疗心痛、破积聚，用**蓬莪术**。

缩砂止吐泻、安胎，化酒食之剂；

附子疗虚寒、反胃，壮元阳之力。

白豆蔻治冷泻，疗痾止痛于乳香；

红豆蔻止吐酸，消血杀虫于干漆。

岂不知鹿茸生精血，腰脊崩漏之均补；

虎骨壮筋骨，寒湿毒风之并祛。

檀香定霍乱，而心气之痛愈；

鹿角秘精髓，而腰脊之痛除。

消肿益血于米醋，下气散寒于紫苏。

扁豆助脾，则酒有行药破血之用；

麝香开窍，则葱为通中发汗之需。

尝观五灵脂治崩漏，理血气之刺痛；

麒麟竭止血出，疗金疮之伤折。

麋茸壮阳以助肾，当归补虚而养血。

乌贼骨止带下，且除崩漏目翳；

鹿角胶住血崩，能补虚羸劳绝。

白花蛇治瘫痪，除风痒之癣疹；

乌梢蛇疗不仁，去疮疡之风热。

乌药有治冷气之理，禹余粮乃疗崩漏之因。

巴豆利痰水，能破寒积；独活疗诸风，不论久新。

山茱萸治头晕遗精之药，白石英医咳嗽吐脓之人。

厚朴温胃而去呕胀，消痰亦验；

肉桂行血而疗心痛，止汗如神。

是则鲫鱼有温胃之功，代赭乃镇肝之剂。

沉香下气补肾，定霍乱之心痛；

**橘皮**开胃祛痰，导壅滞之逆气。

此六十二种药性之热，又当博本草而取治焉。

# 温　性

温药总括，医家素谙。

**木香**理乎气滞，**半夏**主于湿痰。

**苍术**治目盲，燥脾去湿宜用；

**萝卜**去膨胀，下气制面尤堪。

况夫**钟乳粉**补肺气兼疗肺虚；**青盐**治腹痛且滋肾水。

**山药**而腰湿能医，**阿胶**而痢嗽皆止。

**赤石脂**治精浊而止泻，兼补崩中；

**阳起石**暖子宫以壮阳，更疗阴痿。

诚以**紫菀**治嗽，**防风**祛风。

**苍耳子**透脑止涕，**威灵仙**宣风通气。

**细辛**去头风，止嗽而疗齿痛；

**艾叶**治崩漏，安胎而医痢红。

**羌活**明目去风，除筋挛肿痛；

**白芷**止崩治肿，疗痔漏疮痈。

若乃**红蓝花**通经，治产后恶血之余；

**刘寄奴**散血，疗烫火金疮之苦。

减风湿之痛则**茵芋叶**，疗折伤之症则**骨碎补**。

**藿香叶**辟恶气而定霍乱，**草果仁**温脾胃而止呕吐。

**巴戟天**治阴疝白浊，补肾尤兹；

**玄胡索**理气痛血凝，调经有助。

尝闻**款冬花**润肺，去痰嗽以定喘；

**肉豆蔻**温中，止霍乱而助脾。

**抚芎**走经络之痛，**何首乌**治疮疥之资。

**姜黄**能下气，破恶血之积；**防己**宜消肿，去风湿之施。

**藁本**除风，主妇人阴痛之用；

**仙茅**益肾，扶元气虚弱之衰。

乃曰**破故纸**温肾，补精髓与劳伤；

**宣木瓜**入肝，疗脚气并水肿。

**杏仁**润肺燥止嗽之剂，**茴香**治疝气肾痛之用。

**诃子**生津止渴，兼疗滑泄之疴；

**秦艽**攻风逐水，又除肢节之痛。

**槟榔**豁痰而逐水，杀寸白虫；

**杜仲**益肾而添精，去腰膝重。

当知**紫石英**疗惊悸崩中之疾，**橘核仁**治腰痛疝气之㿗。

**金樱子**兮涩遗精，**紫苏子**兮下气涎。

**淡豆豉**发伤寒之表，**大小蓟**除诸血之鲜。

**益智**安神，治小便之频数；**麻仁**润肺，利六腑之燥坚。

抑又闻补虚弱，排疮脓，莫若**黄芪**；

强腰脚，壮筋骨，无如**狗脊**。

**菟丝子**补肾以明目。**马蔺花**治疝而有益。

此五十四种药性之温，更宜参图经，而默识也。

# 平　性

详论药性，平和惟在。

以**硇砂**而去积，用**龙齿**以安魂。

**青皮**快膈除膨胀，且利脾胃；

**芡实**益精治白浊，兼补真元。

**木贼草**去目翳，崩漏亦医；**花蕊石**治金疮，血行则却。

**决明**和肝气，治眼之剂；**天麻**主头眩，祛风之药。

**甘草**和诸药而解百毒，盖以性平；

**石斛**平胃气而补肾虚，更医脚弱。

观夫**商陆**治肿，**覆盆**益精。

**琥珀**安神而破血，**朱砂**镇心而有灵。

**牛膝**强足补精，兼疗腰痛；**龙骨**止汗住泄，更治血崩。

**甘松**理风气而痛止，**蒺藜**疗风疮而目明。

**人参**润肺宁心，开脾助胃；**蒲黄**止崩治衄，消瘀调经。

岂不知**南星**醒脾，去惊风痰吐之忧；

**三棱**破积，除血块气滞之症。

**没食**主泄泻而神效，**皂角**治风痰而响应。

**桑螵蛸**疗遗精之泄，**鸭头血**医水肿之盛。

**蛤蚧**治劳嗽，**牛蒡子**疏风壅之痰。

**全蝎**主风瘫，**酸枣仁**去怔忡之病。

尝闻**桑寄生**益血安胎，且治腰痛；

**大腹子**去膨下气，亦令胃和。

**小草**、**远志**具有宁心之妙，**木通**、**猪苓**尤为利水之多。

**莲肉**有清心醒脾之用，**没药**乃治疮散血之科。

**郁李仁**润肠宣水，去浮肿之疾；

**茯神**宁心益智，除惊悸之疴。

**白茯苓**补虚劳，多在心脾之有眚；

**赤茯苓**破结血，独利水道以无毒。

因知**麦芽**有助脾化食之功，**小麦**有止汗养心之力。

**白附子**去面风之游走，**大腹皮**治水肿之泛溢。

**椿根白皮**主泻血，**桑根白皮**主喘息。

**桃仁**破瘀血，兼治腰痛；**神曲**健脾胃，而进饮食。

**五加皮**坚筋骨以立行，**柏子仁**养心神而有益。

抑又闻**安息香**辟恶，且治心腹之痛；

**冬瓜仁**醒脾，实为饮食之资。

**僵蚕**治诸风之喉闭，**百合**敛肺痨之嗽痿。

**赤小豆**解热毒，疮肿宜用；**枇杷叶**下逆气，哕呕可医。

**连翘**排疮脓与肿毒，**石楠叶**利筋骨与毛皮。

**谷芽**养脾，**阿魏**除邪气而破积；

**紫河车**补血，**大枣**和药性以开脾。

然而**鳖甲**治劳疟，兼破癥瘕；**龟甲**坚筋骨，更疗崩疾。

**乌梅**主便血疟痢之用，**竹沥**治中风声音之失。

此六十八种平和之药，更宜参本草，而求其详悉也。

附歌

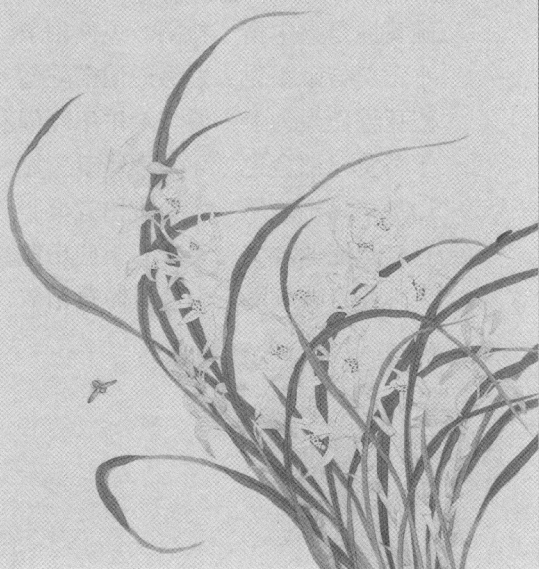

# 十八反歌

（张子和《儒门事亲》）

本草明言十八反，
半蒌贝蔹及攻乌。
藻戟遂芫俱战草，
诸参辛芍叛藜芦。

# 十九畏歌

（刘纯《医经小学》）

硫黄原是火中精，　朴硝一见便相争。
水银莫与砒霜见，　狼毒最怕密陀僧。
巴豆性烈最为上，　偏与牵牛不顺情。
丁香莫与郁金见，　牙硝难合京三棱。
川乌草乌不顺犀，　人参最怕五灵脂。
官桂善能调冷气，　若逢石脂便相欺。
大凡修合看顺逆，　炮爁炙煿莫相依。

# 六陈歌

（李东垣《珍珠囊指掌补遗药性赋》）

枳壳陈皮半夏齐，麻黄狼毒及吴萸，
六般之药宜陈久，入药方知奏效奇。

# 妊娠用药禁忌歌

（李东垣《珍珠囊指掌补遗药性赋》）

蚖斑水蛭及虻虫，乌头附子配天雄。
野葛水银并巴豆，牛膝薏苡与蜈蚣。
三棱芫花代赭麝，大戟蝉蜕黄雌雄。
牙硝芒硝牡丹桂，槐花牵牛皂角同。
半夏南星与通草，瞿麦干姜桃仁通。
硇砂干漆蟹爪甲，地胆茅根都失中。

药性赋白话解

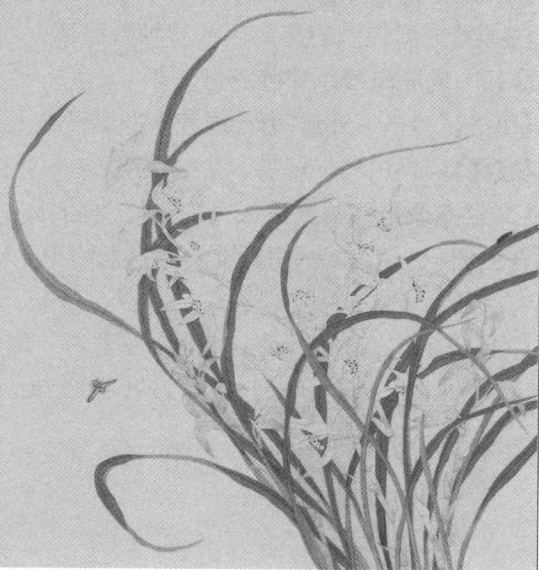

# 寒 性 药

## 1. 犀角

### 犀角解乎心热

【原文解析】　犀角为犀牛的角，味苦、咸，性寒，归心、肝、胃经。善清解心经邪热。犀角已不入药，现用水牛角代替。

【功效】　清热凉血，安神定惊，泻火解毒。

【主治】　温热病的高热烦躁、神昏谵语；血热妄行的吐血、鼻衄、皮肤斑疹；疔肿疮毒。

【用法】　1.5～6g，磨汁或锉末冲服，或入丸散剂。

【宜忌】　畏川乌、草乌。孕妇慎用。

【文献摘录】　《药性论》：镇心神，解大热，散风毒。能治发背、痈疽、疮肿化脓作水。主疗时疾热如火，烦闷，毒入心中，狂言妄语。

【附方】　清宫汤：治温热病神昏谵语。犀角尖3g（冲磨），元参心9g，莲子心1.5g，竹叶卷心6g，连翘心6g，连心麦冬9g。水煎服。

# 2. 羚羊角

## 羚羊清乎肺肝

【原文解析】 羚羊角为赛加羚羊的角，味咸，性寒，归肝、心、肺经。善清肝火和肺热。

【功效】 平肝息风，清热解毒，清肺止咳。

【主治】 肝风内动的惊痫抽搐；肝阳上亢的头晕目眩；肝火炽盛的头痛目赤；温热病壮热神昏、谵语躁狂、发斑；肺热咳喘。

【用法】 1～3g，另煎汁冲服。亦可磨汁或锉末冲服，每次0.3～0.5g。

【宜忌】 无火热之证忌服。

【文献摘录】 《名医别录》：疗伤寒时气寒热。《本草纲目》：平肝舒筋，定风安魂。

【附方】 羚羊角散：治一切风热毒，上攻眼目，暴发赤肿。羚羊角、升麻、黄芩、车前子、甘草各30g，决明子60g，龙胆草、栀子各15g。共研为末，每服3g，温水调下。

# 3. 泽泻

## 泽泻利水通淋而补阴不足

【原文解析】 泽泻为沼泽植物泽泻的块茎，味甘、淡，性寒，归肾、膀胱经。善通利水湿，但无补阴作用。

【功效】　利水渗湿，泄热。

【主治】　下焦湿热的小便不利、水肿、淋浊、带下、阴部出汗；湿热引起的口渴、泄泻。

【用法】　5～10g。

【宜忌】　肾虚精滑者忌服。

【文献摘录】　《本草蒙筌》：泽泻多服，虽则目昏，暴服亦能明目，其义何也？盖泻伏水，去留垢，故明目；小便利，肾气虚，故目昏。二者不可不知。

【附方】　泽泻汤：治痰饮所致的眩晕。泽泻15g，白术6g。水煎，分2次服。


# 4. 海藻

## 海藻散瘿破气而治疝何难

【原文解析】　海藻为海蒿子（大叶海藻）或羊栖菜（小叶海藻）的全草，味咸，性寒，归肝、胃、肾经。善治瘿瘤疝气。

【功效】　消痰软坚，利水消肿。

【主治】　气滞痰郁的瘿瘤、瘰疬、癥瘕、睾丸肿大；身面浮肿，大腹水肿；气滞津停的小便不通。

【用法】　10～15g。

【宜忌】　反甘草。

【文献摘录】《神农本草经》：主瘿瘤气、颈下核，破散结气、痈肿、癥瘕坚气、腹中上下鸣，下十二水肿。《药性论》：疗疝气下坠疼痛，核肿。

【附方】海藻玉壶汤：治瘿瘤初起，或肿或硬。海藻、贝母、陈皮、昆布、青皮、川芎、当归、半夏、连翘、甘草、独活各3g，海带1.5g。水煎服。


# 5. 菊花
## 闻之菊花能明目而清头风

【原文解析】菊花为草本植物菊的花，味辛、甘、苦，性微寒，归肝、肺经。善清头明目。

【功效】疏风清热，解毒，明目。

【主治】外感风热的发热、头昏头痛；肝经风热或肝火上攻的目赤肿痛、多眵多泪、头痛；肝阳上亢的头痛、眩晕。

【用法】10～15g。煎服或入丸散。

【文献摘录】《药性论》：治头目风热，风眩倒地，脑骨疼痛，身上一切游风，令消散，利血脉。

【附方】菊花茶调散：治头风鼻塞，偏正头痛。菊花、川芎、荆芥穗、羌活、白芷、甘草各30g，防风23g，细辛13g，蝉蜕、薄荷、白僵蚕各7.5g。共为细末，每服6g，食后以茶调下。

# 6. 射干

## 射干疗咽闭而消痈毒

【原文解析】　射干为草本植物射干的根茎，味苦，性寒，归肺经。善治咽喉肿痛和各种痈疮。

【功效】　清热解毒，祛痰利咽。

【主治】　痰火壅盛的咽喉肿痛、咳嗽痰多、口臭；痈肿疮毒。

【用法】　6～10g。

【宜忌】　本品易致泄泻，脾虚便溏者慎服。孕妇慎用。

【文献摘录】　《神农本草经》：治咳逆上气，喉痹咽痛不得消息，散结气，腹中邪逆，食饮大热。《本草纲目》：降实火，利大肠，治疝母。

【附方】　射干散：治咽喉中如有物，梗塞疼痛，咽物不下。射干、桔梗、升麻、犀角各9g，木香、木通各15g，炒苏子、诃子、槟榔、炒枳壳、赤茯苓、炙甘草各30g。共研为细末，每服9g。

# 7. 薏苡仁

## 薏苡理脚气而除风湿

【原文解析】　薏苡仁指草本植物薏苡的成熟种仁，味甘、淡，性微寒，归脾、胃、肺经。善除风湿，治脚气。

**【功效】** 利水渗湿，健脾，除痹，清热排脓。

**【主治】** 水湿滞留的小便不利、水肿；湿热淋证；脾虚湿困的食少腹泻、水肿腹胀、脚气浮肿；风湿痹痛，经脉挛急；肠痈，肺痈。

**【用法】** 10～30g。健脾止泻炒用，其余生用。

**【文献摘录】**《本草新编》：薏仁最善利水，不至耗损真阴之气，凡湿盛在下身者，最宜用之。视病之轻重，准用药之多寡。则阴阳不伤，而湿病易去。故凡遇水湿之症，用薏仁一二两为君，而佐之健脾去湿之味，未有不速于奏效者也，倘薄其气味之平和而轻用之，无益也。

**【附方】** 薏苡仁汤：治中风湿痹，关节烦痛。薏苡仁30g，芍药、当归各5g，麻黄、桂枝各3g，苍术3g，炙甘草2g，生姜7片。水煎服。

# 8. 藕节

## 藕节消瘀血而止吐衄

**【原文解析】** 藕节为水生植物莲的地下茎的节，味甘、涩，性平，归肝、肺、胃经。有止血消瘀的作用。

**【功效】** 收敛止血。

**【主治】** 各种出血证，如吐血、衄血等。

**【用法】** 10～15g。止血化瘀宜生用，收涩止血宜炒炭用。

【文献摘录】　《药性论》：捣汁主吐血不止，口鼻并治之。《日华子本草》：解热毒，消瘀血，产后血闷。

【附方】　《本草纲目》方：治鼻衄不止。藕节捣汁饮，并滴鼻中。

# 9. 瓜蒌子

## 瓜蒌子下气润肺喘兮，又且宽中

【原文解析】　瓜蒌子为草质藤本植物瓜蒌的成熟种子，味甘，性寒，归肺、胃、大肠经。有润肺平喘，利气宽胸的作用。

【功效】　润肺化痰，滑肠通便。

【主治】　肺热津伤、痰热互结的咳嗽、烦渴、痰稠不易咯出、胸闷、大便不畅；肠燥便秘。

【用法】　10 ～ 15g。

【宜忌】　反乌头。

【文献摘录】　《本草纲目》：润肺燥，降火，治咳嗽，涤痰结，利咽喉，止消渴，利大肠，消痈肿疮毒。

【附方】　《丹溪心法》方：治酒痰，救肺。瓜蒌子、青黛各等份。共研为末，姜汁或蜜为丸，每丸 6g。嚼化。

# 10. 车前子

## 车前子止泻利小便兮，尤能明目

【原文解析】　车前子是草本植物车前的成熟种子，味甘，性寒，归肾、肝、肺经。能止泻、利小便，更有明目之功效。

【功效】　利水通淋，止泻，清肝明目，清肺化痰。

【主治】　湿热下注的小便不利、淋沥涩痛；湿热水肿；暑湿泄泻；肝热目赤肿痛；肺热咳嗽痰多。

【用法】　5～10g，布包入汤剂。

【宜忌】　无湿热者慎用，孕妇忌服。

【文献摘录】　《神农本草经》：主气癃，止痛，利水道小便，除湿痹。《药性论》：能去风毒，肝中风热，毒风冲眼，赤痛障翳，脑痛泪出；心胸烦热。

【附方】　单方：治暑湿泄泻。车前子研末，每服6g，米饮送服。

# 11. 黄柏

## 是以黄柏疮用

【原文解析】　黄柏为乔木植物黄檗（关黄柏）或黄皮树（川黄柏）除去栓皮的树皮，味苦，性寒，归肾、膀胱、大肠经。善治各种疮疡。

【功效】　清热燥湿，疗疮解毒，退虚热。

【主治】　下焦湿热的泻痢、热淋、黄疸、白带、足膝肿痛等；痈肿疮毒、湿疹；阴虚火旺的骨蒸、盗汗、遗精。

【用法】　3～10g，煎服或入丸散。外用适量。

【宜忌】　本品大苦大寒，易损胃气，脾胃虚寒者忌用。

【文献摘录】　《本草经疏》：丹溪谓：得知母滋阴降火；得苍术除湿清热，为治痿要药；得细辛泻膀胱火，治口舌生疮。

【附方】　验方：治痈肿疮毒。黄柏研细末，调猪胆汁外涂。

# 12. 马兜铃
## 兜铃嗽医

【原文解析】　马兜铃是藤本植物马兜铃的果实，味苦、微辛，性寒，归肺、大肠经。善治咳、痰、喘诸症。

【功效】　清肺化痰，止咳平喘。

【主治】　肺热壅实的咳嗽气喘，痰涎壅盛；肺虚有热的喘促咳嗽，痰中带血；痔瘘下血，肛门肿痛。

【用法】　3～10g。

【宜忌】　虚寒咳喘及脾虚便溏者不宜用。

【文献摘录】　《本草纲目》：马兜铃寒能清肺热，苦辛能降肺气。钱乙补肺阿胶散用之，非取其补肺，乃取其清热降气也，邪去则肺安矣。

【附方】《简要济众方》方：治肺热喘嗽。马兜铃 60g，甘草 30g。共为末，每服 3g。

# 13. 地骨皮
## 地骨皮有退热除蒸之效

【原文解析】　地骨皮是灌木植物枸杞的根皮，味甘、淡，性寒，归肺、肾经。能退骨蒸劳热。

【功效】　凉血退蒸，清泄肺热。

【主治】　阴虚血热的骨蒸潮热、盗汗；小儿疳积发热；肺热咳嗽气喘、心烦口渴；血热妄行的吐血、衄血。

【用法】　6～15g。

【宜忌】　外感风寒发热及脾虚便溏者不宜用。

【文献摘录】《本草从新》：降肺中伏火，除肝肾虚热，能凉血而治五内烦热、吐血尿血、消渴咳嗽。《本草求真》：虽与丹皮同治骨蒸之剂，但丹皮味辛，能治无汗骨蒸，此属味甘，能治有汗骨蒸。

【附方】　地骨皮散：治热劳。地骨皮 60g，银柴胡 30g。共为末，每服 3g，用麦冬煎汤调下。

# 14. 薄荷
## 薄荷叶宜消风清肿之施

【原文解析】　薄荷叶为草本植物薄荷的叶（现茎叶同用，通称薄荷），味辛，性凉，归肝、肺经。善疏散风热，消除头目咽喉肿痛。

【功效】　疏散风热，清利头目，利咽，透疹。

【主治】　外感风热；风热上攻的头痛、目赤、咽喉肿痛；麻疹初起，疹发不畅；肝气郁滞的胁肋胀痛、胸闷。

【用法】　2～10g，不宜久煎。

【宜忌】　表虚自汗者不宜用。

【文献摘录】《本草求真》：气味辛凉，功专入肝与肺，故书皆载辛能发散，而于头痛头风、发热恶寒则宜；辛能通气，而于心腹恶气痰结则治；凉能清热，而于咽喉口齿眼耳，瘾疹疮疥，惊热骨蒸衄血则妙。

【附方】　凉解汤：治温病，表里俱觉发热。薄荷叶 9g，蝉蜕 6g，生石膏 30g，甘草 5g。水煎服，得汗即愈。

# 15. 枳壳
## 宽中下气，枳壳缓而枳实速也

【原文解析】　枳壳为小乔木植物酸橙、香橼、枸橼等近成熟的去瓤果实，味苦、辛，性微寒，归脾、胃、大肠经。善治胸腹气闷、胀痛。

　　**【功效】**　行气宽中，化痰除胀。

　　**【主治】**　便秘；胸腹气滞的痞满胀痛；肝郁气滞的胁肋胀痛。

　　**【用法】**　3～10g。

　　**【文献摘录】**　《医学启源》：其用有四：破心下坚痞一也；利胸中气二也；化痰三也；消食四也。然不可多用。

　　**【附方】**　枳壳散：治胸腹痞满胀痛。枳壳、白术、香附各等份。共研末，每服3g。

# 16. 枳实
## 宽中下气，枳壳缓而枳实速也

　　**【原文解析】**　枳实为小乔木植物酸橙、香橼、枸橼等的未成熟果实，味苦、辛，性微寒，归脾、胃、大肠经。善治胸腹气闷胀痛，力量比枳壳强。

　　**【功效】**　破气消积，化痰除痞。

　　**【主治】**　食积停滞的脘腹胀满，腹痛便秘；湿热积滞的泻痢不畅，里急后重；痰阻气机，胸脘痞满，心下痞闷。

　　**【用法】**　3～10g。

　　**【宜忌】**　脾胃虚弱及孕妇慎用。

　　**【文献摘录】**　《名医别录》：除胸胁痰癖，逐停水，破结实，消胀满、心下急、痞痛、逆气、胁风痛，安胃气，止溏泄，明目。

【附方】 枳实导滞丸：治湿热食积，内阻肠胃。大黄30g，枳实、神曲各15g，茯苓、黄芩、黄连、白术各9g，泽泻6g。水泛为小丸，每服6～9g。

# 17. 葛根
## 疗肌解表，干葛先而柴胡次之

【原文解析】 干葛指葛根，为藤本植物葛的根，味甘、辛，性凉，归脾、胃经。善发散表邪。

【功效】 发表解肌，解热生津，升阳透疹。

【主治】 外感证的发热、头痛、无汗、项背强痛；热病的舌干口渴；麻疹初起，疹发不畅；湿热泻痢，脾虚腹泻。

【用法】 10～20g，煎服或入丸散。止泻宜煨用。

【文献摘录】《名医别录》：主治伤寒中风头痛，解肌发表出汗，开腠理，疗金疮止痛，胁风痛。生根汁，大寒，治消渴，伤寒壮热。

【附方】 葛根汤：治太阳病，项背强，无汗恶风。葛根12g，麻黄、生姜各10g，桂枝、芍药、炙甘草各6g，大枣12枚。水煎服。

# 18. 柴胡

## 疗肌解表，干葛先而柴胡次之

【原文解析】　柴胡为草本植物柴胡（北柴胡）或狭叶柴胡（南柴胡）的根或全草，味苦、辛，性微寒，归心包、肝、三焦、胆经。善和解退热。治外感病应先阳明后少阳，故先用葛根，后用柴胡。

【功效】　和解退热，疏肝解郁，升举阳气。

【主治】　邪在少阳的寒热往来、胸胁苦满、口苦、咽干、目眩；肝气郁结的胁肋胀痛，头痛，月经不调，痛经；气虚下陷的脱肛、子宫脱垂。

【用法】　3～10g。

【宜忌】　本品性升发，真阴亏损，肝阳上升之证忌用。

【文献摘录】　《本草正》：用此者，用其凉散，平肝之热，入肝、胆、三焦、心包四经。其性凉，故解寒热往来，肌表潮热，肝胆火炎，胸胁痛结，兼治疮疡，血室受热；其性散，故主伤寒邪热未解，温疟热盛，少阳头痛，肝经郁证。总之，邪实者可用，真虚者当酌其宜。

【附方】　小柴胡汤：治伤寒少阳证。往来寒热，胸胁苦满，默默不欲饮食，心烦喜呕、口苦咽干目眩。柴胡12g，黄芩、半夏、生姜各9g，人参、甘草各6g，大枣4枚。水煎服。

# 19. 百部

## 百部治肺热，咳嗽可止

【原文解析】　百部为草本植物百部的干燥块根，味甘、苦，性平，归肺经。善治咳嗽。因其性平，不必拘泥于肺热。

【功效】　润肺止咳，灭虱杀虫。

【主治】　新久咳嗽、百日咳、肺痨咳嗽；蛲虫病、蛔虫病；外用于头虱、体虱、荨麻疹、疥癣、蚊虫叮咬。

【用法】　5～10g。外用适量。

【文献摘录】　《名医别录》：主治咳嗽上气。

【附方】　单方：治暴咳、久咳。百部30g，煎浓汁，分3次服。

# 20. 栀子

## 栀子凉心肾，鼻衄最宜

【原文解析】　栀子是灌木植物栀子的成熟果实，味苦，性寒，归心、肺、胃、三焦经。善清心泻火，凉血止血。但凉肾之说少见。

【功效】　泻火除烦，清热利湿，凉血解毒。

【主治】　热病心烦、郁闷、躁扰不宁；血热妄行的吐血、衄血、尿血；湿热内蕴的黄疸发热、小便不利。

【用法】　3～10g。清热解毒宜生用，凉血止血宜炒黑用。

【宜忌】　脾虚便溏食少者忌用。

【文献摘录】《本草纲目》：治吐血、衄血、血痢、下血、血淋、损伤瘀血，及伤寒劳复、热厥头痛、疝气、汤火伤。《本草正义》：栀子，其性苦寒，而气不燥烈，又能散火，故可治一切实热火证。

【附方】　栀子豉汤：治热病心烦不眠。栀子、淡豆豉各10g。水煎服。

# 21. 玄参

## 玄参治结热毒痈，清利咽膈

【原文解析】　玄参为草本植物玄参的根，味苦、甘、咸，性寒，归肺、胃、肾经。可治热结毒痈，咽喉肿痛。

【功效】　清热，解毒，养阴。

【主治】　温热病热入营分的身热、口干、舌绛；温热病血热壅盛的发斑，烦躁谵语；虚火上升的咽喉肿痛；痈肿疮毒，瘰疬痰核。

【用法】　10～15g，煎服或入丸散。

【宜忌】　本品性寒而滞，脾胃虚寒，胸闷少食者不宜用。反藜芦。

【文献摘录】《本草纲目》：滋阴降火，解斑毒，利咽喉，通小便血滞。

【附方】 玄参散：治热毒壅塞，咽喉连舌肿痛。玄参、射干、黄药各 30g。共为末，每服 15g，水煎服。

# 22. 升麻
## 升麻消风热肿毒，发散疮痍

【原文解析】 升麻为草本植物升麻的根茎。味辛、甘，性微寒，归肺、脾、大肠、胃经。能散风热，消肿毒，散疮痍。

【功效】 发表透疹，清热解毒，升阳举陷。

【主治】 外感风热的头痛；麻疹初期的疹发不畅；热毒炽盛的牙痛、头痛、咽痛、口舌生疮；中气虚弱或气虚下陷的短气倦怠、久泻脱肛、子宫脱垂、崩漏下血。

【用法】 3 ～ 10g。升举阳气宜炙用，其他生用。

【宜忌】 本品升浮，凡阴虚阳浮、喘满气逆及麻疹已透者，均当忌用。

【文献摘录】《神农本草经》：主解百毒，杀百老物殃鬼，辟温疫瘴邪蛊毒。《药性论》：小儿风，惊痫，时气热疾……疗痈肿、豌豆疮，水煎，棉沾拭疮上。

【附方】 升麻葛根汤：治麻疹初起未发，或发而不透。升麻、葛根、芍药、甘草各等份。共研为末，每服 12g，水煎服。

# 23. 轻粉
## 尝闻腻粉抑肺而敛肛门

【原文解析】　腻粉即轻粉，是以升华法制成的水银粉，主含氯化亚汞。味辛，性寒，燥烈有毒，无特殊归经。文中说腻粉可降肺平喘，收敛止泻，与临床并不符合。

【功效】　外用攻毒杀虫，内服利水通便。

【主治】　癣疥、梅毒、疮疡溃烂；水肿鼓胀、小便不利、大便秘结。

【用法】　外用适量。内服 0.1～0.2g，入丸散。

【宜忌】　本品毒性强烈，内服不能过量，也不可持续服用，服后要及时漱口，以免口腔糜烂。孕妇忌服。

【文献摘录】　《本草纲目》：治痰涎积滞，水肿鼓胀，毒疮。

【附方】　《岭南卫生方》方：治梅毒疮癣。轻粉、大风子肉各等份，为末，外涂患处。

# 24. 金箔
## 金箔镇心而安魂魄

【原文解析】　金箔即锤制成薄片的黄金，味辛、苦，性平，归心、肝经。善镇惊安神。

【功效】　镇惊安神，解毒。

【主治】　心肝实热及惊吓所致的神魂不安，惊痫，癫狂，心悸；外用于疮毒。

【用法】　0.9～1.5g，入丸散剂，多用于丸药挂衣。外用研末敷。

【宜忌】　阳虚气陷、下利清冷者忌服。

【文献摘录】　《本草经疏》：金性本刚，服之伤肌损骨。惟作箔入药，可为镇心安神之用。

【附方】　金箔镇心丸：治癫痫惊悸，怔忡气郁，一切痰火之疾。西珀、天竺黄、朱砂各15g，胆星30g，牛黄、雄黄、珍珠各6g，麝香1.5g。蜜丸，每丸用药1g，金箔为衣，每服1丸，薄荷汤下。

# 25. 茵陈

## 茵陈主黄疸而利水

【原文解析】　茵陈为草本植物茵陈蒿或滨蒿的幼苗，味苦，性微寒，归脾、胃、肝、胆经。善退黄疸，使湿热从小便而出。

【功效】　清热利湿，退黄疸。

【主治】　湿热黄疸的身黄、小便不利、腹部微满；湿疮瘙痒。

【用法】　10～30g。外用适量。

【文献摘录】《本草正义》：茵陈，味淡利水，乃治脾胃二家湿热之专药。湿疸、酒疸，身黄溲赤如酱，皆胃土蕴湿积热之证，古今皆以此物为主，其效甚速。……凡下焦湿热瘙痒，及足胫跗肿，湿疮流水，并皆治之。

【附方】 茵陈蒿汤：治湿热黄疸。茵陈 18g，栀子 15g，大黄 6g。水煎服。

# 26. 瞿麦
## 瞿麦治热淋之有血

【原文解析】 瞿麦是草本植物瞿麦或石竹的带花全草，味苦，性寒，归心、小肠、膀胱经。善治热淋、血淋。

【功效】 利水通淋。

【主治】 下焦湿热的小便短赤、淋沥涩痛；妇女瘀血停滞、月经不通。

【用法】 10～15g。

【宜忌】 孕妇忌用。

【文献摘录】《本草正》：性滑利，能通小便，降阴火，除五淋，利血脉。兼凉药亦消眼肿痛；兼血药则能通经破血下胎。凡下焦湿热疼痛诸病，皆可用之。

【附方】 瞿麦汤：治气淋涩痛。瞿麦穗、黄连、大黄、枳壳、当归、大腹皮、射干各 45g，桂心 15g。共为细末，每服 12g，加生姜 7 片，水煎服。

# 27. 芒硝

## 朴硝通大肠，破血而止痰癖

【原文解析】　芒硝为含硫酸钠的天然矿物经精制而成的结晶体。朴硝含杂质较多，芒硝质地较纯。本品味咸、苦，性寒，归胃、大肠经。善通便，去瘀血停痰。

【功效】　泻下，软坚，清热。

【主治】　实热积滞的大便燥结，腹满胀痛，神昏谵语；外用于咽痛、口疮、目赤、疮疡、乳痈。

【用法】　10～15g，冲入药汁内或开水溶化后服。外用适量。

【文献摘录】　《珍珠囊》：芒硝其用有三：去实热，一也；涤肠中宿垢，二也；破坚积热块，三也。《药品化义》：味咸软坚，故能通燥结；性寒降下，故能去火燥，主治时行热狂，六腑邪热，或上焦膈热，或下部便坚。

【附方】　调胃承气汤：治阳明病胃肠燥结。大黄12g，芒硝12g（后下），炙甘草6g。水煎服。

# 28. 石膏

## 石膏治头痛，解肌而消烦渴

【原文解析】　石膏属矿物，主含含水硫酸钙。味辛、甘，性大寒，归肺、胃经。善清热除烦止渴，治头痛。

**【功效】** 清热泻火，除烦止渴。

**【主治】** 温热病邪在气分的壮热、烦渴、大汗、脉洪大；肺热壅盛的咳嗽、痰稠、气喘；胃火上炎的头痛、齿龈肿痛；外用可清火生肌敛疮口。

**【用法】** 15～60g，内服宜生用，打碎先煎。外用须火煅研末。

**【宜忌】** 脾胃虚寒、阴虚内热忌服。

**【文献摘录】** 《名医别录》：主除时气，头痛身热，三焦大热，皮肤热，肠胃中膈热，解肌发汗，止消渴、烦逆、腹胀、暴气喘息、咽热。

**【附方】** 白虎汤：治阳明气分热盛，壮热面赤，烦渴引饮。石膏30g，知母9g，甘草3g，粳米6g。水煎服。


# 29. 前胡

## 前胡除内外之痰实


**【原文解析】** 前胡为草本植物前胡的根，味苦、辛，性微寒，归肺经。善治内外实热痰嗽。

**【功效】** 降气祛痰，宣散风热。

**【主治】** 肺气不降的咳喘、痰稠、胸痞；外感风热的发热恶寒、咳嗽口渴。

**【用法】** 6～10g。

【宜忌】　阴虚久咳、寒饮咳嗽均不宜用。

【文献摘录】　《本经逢原》：其功长于下气，故能治痰热喘嗽，痞膈诸疾，气下则火降，痰亦降矣，为痰气之要味，治伤寒寒热及时气内外俱热。按：二胡通为风药，但柴胡主升，前胡主降，有不同耳。

【附方】　杏苏散：治外感凉燥，咳嗽痰稀。苏叶、半夏、茯苓、前胡、桔梗、枳壳、甘草、生姜、橘皮、杏仁各6g，大枣2枚。水煎服。

# 30. 滑石
## 滑石利六腑之涩结

【原文解析】　滑石属矿物，主含含水硅酸镁，味甘、淡，性寒，归胃、膀胱经。能通利六腑的结滞。

【功效】　利水通淋，清暑解热。

【主治】　膀胱热结的小便不利、淋沥涩痛；暑湿证的烦渴、胸闷、泄泻；外用可清热收涩，用于湿疮、湿疹、痱子等。

【用法】　10～15g。外用适量。

【宜忌】　脾虚、热病伤津、孕妇均不宜服。

【文献摘录】　《医学衷中参西录》：因热小便不利者，滑石最为要药。

【附方】　六一散：治中暑。滑石180g，甘草30g。共为细末，每服9g。

# 31. 天冬

## 天门冬止嗽，补血涸而润肝心

【原文解析】　天冬为攀援状草本植物天门冬的块根，味甘、苦，性大寒，归肺、肾经。能清肺火，滋肾阴，止咳嗽，从而达到补养心肝阴血的效果。

【功效】　清肺降火，润燥止咳。

【主治】　燥咳痰黏、劳嗽咳血；热病伤阴的舌干口渴；肠燥便秘。

【用法】　6～15g。

【宜忌】　脾胃虚寒，食少便溏者忌服。

【文献摘录】　《本草纲目》：润燥滋阴，清金降火。

【附方】　天门冬膏：治血虚肺燥，及肺痿咳血。天冬熬膏，每用1～2匙，空腹服。

# 32. 麦冬

## 麦门冬清心，解烦渴而除肺热

【原文解析】　麦冬为草本植物沿阶草或大叶麦冬须根上的小块根，味甘、微苦，性微寒，归肺、心、胃经。善润肺养阴，清心除烦，益胃生津。

【功效】　润肺养阴，清心除烦，益胃生津。

【主治】　肺阴不足的咳嗽痰黏、劳热咯血；心阴不足的心烦不寐；胃阴不足的舌干口渴；阴虚肠燥便秘。

【用法】　10～15g。清养肺胃之阴多去心用，清心滋阴多连心用。

【宜忌】　风寒咳嗽、痰湿咳嗽、脾胃虚寒泄泻者均忌服。

【文献摘录】　《本草拾遗》：去心热，止烦热。《珍珠囊》：治肺中伏火。

【附方】　二冬膏：治肺阴亏损，劳热咯血。麦冬、天冬各等份，加蜂蜜收膏，每用1～2匙，空腹服。


# 33. 竹茹
## 又闻治虚烦除哕呕，须用竹茹

【原文解析】　竹茹为青秆竹或淡竹的茎秆中间层，即去掉绿层后所刮下的纤维，味甘，性微寒，归肺、胃、胆经。善除烦止呕。

【功效】　清化热痰，除烦止呕。

【主治】　肺热咳嗽，咳痰黄稠；痰火内扰的心烦不安、惊悸失眠；胃中有热的呃逆呕吐。

【用法】　6～10g。

【宜忌】　胃寒呕哕者不宜服。

【文献摘录】　《本经逢原》：清胃腑之热，为虚烦、烦渴、胃虚呕逆之要药。

　　**【附方】**　橘皮竹茹汤：治胃虚呃逆、干呕。橘皮 9g，竹茹 6g，人参 6g，生姜 3 片，炙甘草 3g，大枣 3 枚。水煎服。

# 34. 大黄
## 通秘结导瘀血，必资大黄

　　**【原文解析】**　大黄为草本植物大黄的根和根茎，味苦，性寒，归脾、胃、大肠、肝、心经。善通大便，活血祛瘀。

　　**【功效】**　泻下攻积，清热泻火，活血祛瘀，解毒。

　　**【主治】**　肠道积滞，大便秘结；湿热积滞，痰水停留；血热妄行的吐血、衄血；火邪上炎的目赤、咽痛、齿龈肿痛；瘀血证，如跌打损伤、瘀血经闭；湿热证的黄疸、热淋；热毒疮疡。

　　**【用法】**　3～12g，后下。生用泻下力猛，久煎泻下力缓，活血宜酒制，止血宜炒炭。外用适量。

　　**【宜忌】**　本品峻烈，易伤正气，妇女怀孕、月经期、哺乳期应慎用或忌用。

　　**【文献摘录】**《药品化义》：大黄，苦重能沉，带辛散结，气味重浊，直降下行，走而不守，有斩关夺门之力，故号为将军。专攻心腹胀满，肠胃蓄热，积聚痰实，便结瘀血，女人经闭。盖热淫内结，用此开导阳邪，宣通涩滞，奏功独胜。

【附方】　大承气汤：治肠胃实热，大便燥结。大黄12g，厚朴15g，枳实15g，芒硝9g。水煎服。

# 35. 黄连
## 宣黄连治冷热之痢，又厚肠胃而止泻

【原文解析】　黄连为草本植物黄连的根茎、根须和叶，四川宣汉所产即为宣黄连，味苦，性寒，归心、肝、胃、大肠经。善治热痢、热泻。"厚肠胃"为恢复和增强肠胃功能之意。

【功效】　清热燥湿，泻火解毒。

【主治】　肠胃湿热的痢疾、腹泻、呕吐；热病的高热烦躁、神昏谵语；血热妄行的吐血、衄血；痈肿疮毒、耳目肿痛。

【用法】　2～10g，煎服或入丸散。研末吞服1～1.5g。外用适量。

【宜忌】　本品大苦大寒，易致败胃。凡胃寒呕吐，脾虚泄泻之证均忌服。

【文献摘录】《名医别录》：主五脏冷热，久下泄澼脓血，止消渴、大惊，除水，调胃厚肠，益胆，治口疮。《本草求真》：元素曰：黄连其用有六，泻心脏火一也；去中焦湿热二也；诸疮必用三也；去风湿四也；治赤眼暴发五也；止中部见血六也。

【附方】 香连丸：治湿热痢疾。黄连、木香各等份。为丸，每服 3g。

# 36. 淫羊藿

### 淫羊藿疗风寒之痹，且补阴虚而助阳

【原文解析】 淫羊藿是草本植物淫羊藿的全草，味辛、甘，性温，归肝、肾经。能祛风湿，壮肾阳，但无补阴虚的功用。

【功效】 补肾壮阳，祛风除湿。

【主治】 肾阳虚衰的阳痿、尿频、腰膝无力；风湿痹痛，四肢拘挛，麻木不仁。

【用法】 10 ～ 15g，入汤剂。亦可浸酒、熬膏或入丸散。

【宜忌】 阴虚火旺者不宜服。

【文献摘录】《神农本草经》：主阴痿绝伤，茎中痛，利小便，益气力，强志。《本草备要》：补命门，益精气，坚筋骨，利小便。

【附方】 淫羊藿酒：治阳痿，或半身不遂。淫羊藿 500g，浸醇酒 5000mL 中，每服 15mL。

# 37. 白茅根
## 茅根止血与吐衄

【原文解析】　白茅根为草本植物白茅的根茎，味甘，性寒，归肺、胃、膀胱经。善凉血止血。

【功效】　凉血止血，清热利尿。

【主治】　血热妄行的衄血、咯血、吐血、尿血；热淋、水肿、湿热黄疸的小便不利；肺胃蕴热的咳嗽、烦渴、呕恶。

【用法】　15～30g。鲜品加倍。

【文献摘录】　《本草纲目》：止吐衄诸血，伤寒哕逆，肺热喘急，水肿，黄疸，解酒毒。

【附方】　茅根饮子：治胞络中虚热，时小便出血色。茅根 30g，茯苓 10g，人参、干地黄各 6g。水煎服。

# 38. 石韦
## 石韦通淋于小肠

【原文解析】　石韦为草本植物石韦的叶片，味苦、甘，性微寒，归肺、膀胱经。善利水通淋。

【功效】　利水通淋，清肺止咳。

【主治】　下焦湿热的热淋、石淋、血淋；水肿；肺热咳喘。

【用法】　5～10g。

【文献摘录】　《本草从新》：清肺金以滋化源，通膀胱而利水道。

【附方】　石韦散：治血淋。石韦、当归、蒲黄、芍药各等份。共妍为末，每服 3g，每日 3 次。

# 39. 熟地黄
## 熟地黄补血且疗虚损

【原文解析】　熟地黄为草本植物地黄的根经加工炮制，反复蒸晒而成，味甘，性微温，归肝、肾经。善补血填精。

【功效】　养血滋阴，补精益髓。

【主治】　血虚亏损的面色萎黄、眩晕、心悸、失眠、月经不调；肾阴不足的潮热、盗汗、遗精、消渴；精血亏虚的腰膝酸软，头晕眼花，耳鸣耳聋，须发早白。

【用法】　10～30g，煎服或入丸散。

【宜忌】　本品性黏腻，有碍消化，凡气滞痰多、脘腹胀满、食少便溏者均忌服。

【文献摘录】　《本草纲目》：填骨髓，长肌肉，生精血，补五脏内伤不足，通血脉，利耳目，黑须发，男子五劳七伤，女子伤中胞漏，经候不调，胎产百病。《本草正》：阴虚而神散者，非熟地之守，不足以聚之；阴虚而火升者，非熟地之重，不足以降之；阴虚而躁动者，非熟地之静，不足以镇之；阴虚而刚急者，非熟地之甘，不足以缓之。

　　【附方】　四物汤：治血虚证。熟地黄、白芍各 12g，当归 10g，川芎 8g。水煎服。


# 40. 生地黄
## 生地黄宣血更医眼疮


　　【原文解析】　生地黄为草本植物地黄的根，味甘、苦，性寒，归心、肝、肾经。能消瘀止血，并可治眼部红肿热痛的疾患。

　　【功效】　清热凉血，养阴生津。

　　【主治】　热在血分的吐血、衄血、尿血、崩漏；血热发疹发斑；热病伤阴的身热、口干渴；阴虚内热的骨蒸烦劳；热盛伤阴的肠燥便秘。

　　【用法】　10 ～ 30g，煎服或以鲜品捣汁入药。

　　【宜忌】　本品寒滞，脾虚湿盛，腹满便溏者均不宜服。

　　【文献摘录】　《神农本草经》：主折跌绝筋，伤中。逐血痹，填骨髓，长肌肉。《日华子本草》：治惊悸劳劣，心肺损，吐血，鼻衄，妇人崩中血晕，助筋骨。

　　【附方】　增液汤：治热邪伤津，口渴便秘。生地黄、麦冬各 24g，玄参 30g。水煎服。

# 41. 赤芍

## 赤芍药破血而疗腹痛，烦热亦解

**【原文解析】**　赤芍为草本植物毛果赤芍（川赤芍）、卵叶芍药或芍药的根，味苦、酸，性微寒，归肝经。善散瘀血，止腹痛，并解瘀血引起的烦热。

**【功效】**　清热凉血，祛瘀止痛。

**【主治】**　血滞经闭，痛经；跌打损伤的瘀滞肿痛；热在血分的身热发斑，吐血、衄血；热淋；热痢；痈肿，目赤肿痛。

**【用法】**　1～15g，煎服或入丸散。

**【宜忌】**　本品清热凉血，虚寒性经闭、痛经忌用。反藜芦。

**【文献摘录】**　《神农本草经》：主邪气腹痛，除血痹，破坚积，寒热疝瘕，止痛，利小便。《药品化义》：力泻肝火。

**【附方】**　赤芍药散：治赤痢多，腹痛不可忍。赤芍药、黄柏各60g。共捣筛为散，每服10g。

# 42. 白芍

## 白芍药补虚而生新血，退热尤良

**【原文解析】**　白芍为草本植物芍药的根，味苦、酸，性微寒，归肝、脾经。善治热证，补阴虚、血虚。

【功效】　敛阴养血，柔肝止痛，平抑肝阳。

【主治】　血虚或阴虚有热的月经不调；表虚自汗，阴虚盗汗；肝气不和的胁肋、脘腹疼痛；四肢拘挛作痛；腹痛泄泻，腹痛下痢；肝阳上亢的头痛眩晕。

【用法】　5～15g；大剂量15～30g。

【宜忌】　本品酸敛阴柔，虚寒证忌单用。反藜芦。

【文献摘录】　《本草求真》：赤芍与白芍主治略同，但白则有敛阴益营之力，赤则只有散邪行血之意；白则能于土中泻木，赤则能于血中活滞。

【附方】　四物汤：治血虚证。熟地黄、白芍各12g，当归10g，川芎8g。水煎服。

# 43. 牵牛子
## 若乃消肿满逐水于牵牛

【原文解析】　牵牛子为攀援草本植物牵牛的成熟种子，味苦，性寒，有毒，归肺、肾、大肠经。善泻下逐水，消水肿胀满。

【功效】　泻下，逐水，去积，杀虫。

【主治】　水饮停蓄，水肿腹胀；肠胃湿热积滞的便秘；虫积腹痛。

【用法】　3～10g，打碎入煎；入散剂1.5～3g。

【宜忌】　脾虚水肿及孕妇忌用。

【文献摘录】《本草纲目》：牵牛治水气在肺，喘满肿胀；下焦郁遏，腰背胀肿；及大肠风秘、气秘，卓有殊功。《本草正》：牵牛，古方多为丸散，若用救急，亦可佐群药煎服，然大泄元气，凡虚弱之人须忌之。

【附方】　牵牛汤：治水肿。牵牛子、槟榔、木香、陈皮、茯苓各9g。水煎服。

# 44. 贯众
## 除毒热杀虫于贯众

【原文解析】　贯众为草本植物粗茎鳞毛蕨的根茎及叶柄基部，味苦，性微寒，归肝、脾经。善清热解毒，杀虫。

【功效】　杀虫，清热解毒，止血。

【主治】　肠道寄生虫病如钩虫病、绦虫病、蛲虫病；风热感冒，温热斑疹，痄腮；出血证如衄血、吐血、便血、崩漏。

【用法】　10～15g。杀虫、清热解毒宜生用；止血宜炒炭用。

【文献摘录】《本草正义》：贯众，苦寒沉降之质，故主邪热而能止血，并治血痢下血，甚有捷效，皆苦以燥湿，寒以泄热之功也。然气亦浓厚，故能解时邪热结之毒。《别录》除头风，专指风热言之，凡大头瘟疫肿连耳目，用泄散而不遽应者，但加入贯众一味，即邪势透泄而热解神清。

　　**【附方】**　贯众散：治蛔虫攻心，痛不能止，吐酸。贯众、鹤虱、狼牙、芜荑、龙胆草各 30g，麝香 3g。共捣罗为散，每于食前以淡醋汤调下 6g。

# 45. 川楝子
## 金铃子治疝气而补精血

　　**【原文解析】**　金铃子即川楝子，为乔木植物川楝的成熟果实，味苦，性寒，有小毒，归肝、胃、小肠、膀胱经。善治肝气郁滞的疝气，但无补精血的作用。

　　**【功效】**　行气止痛，杀虫，疗癣。

　　**【主治】**　肝气郁滞或肝胃不和的胁肋胀痛、脘腹疼痛、疝气疼痛；虫积腹痛；外用于头癣。

　　**【用法】**　3～10g。外用适量。

　　**【宜忌】**　本品味苦性寒，凡脾胃虚寒者不宜用。

　　**【文献摘录】**　《用药法象》：入心及小肠，止上下部腹痛。《本草纲目》：治诸疝、虫、痔。

　　**【附方】**　导气汤：治寒疝疼痛。川楝子 12g，木香 9g，小茴香 6g，吴茱萸 3g。水煎服。

# 46. 萱草根

## 萱草根治五淋而消乳肿

【原文解析】　萱草根为草本植物萱草的肉质纤维根，味甘，性凉，有毒，归大肠、膀胱经。可治各种淋证，消乳痈肿痛。

【功效】　清热利尿，凉血止血，解毒消肿。

【主治】　湿热黄疸，淋病尿涩，水肿，带下；崩漏，便血；乳痈肿痛，乳汁不通；毒蛇咬伤。

【用法】　5～10g，久煎。外用适量。

【宜忌】　本品有毒，宜久煎，不可过量或久服。

【文献摘录】　《滇南本草》：治乳结红肿硬痛，乳汁不通，乳痈，乳岩，攻痈疮。《本草从新》：小便不通，煎水频饮甚良；遍身水肿亦效。

【附方】　《太平圣惠方》方：治通身水肿。萱草根、叶，晒干为末，每服 6g，食前冲服。

# 47. 侧柏叶

## 侧柏叶治血山崩漏之疾

【原文解析】　侧柏叶为乔木植物侧柏的嫩枝及叶，味苦、涩，性微寒。归肺、肝、大肠经。善治血热妄行的崩漏。

【功效】　凉血止血，祛痰止咳。

【主治】　血热妄行的咯血、吐血、鼻衄、尿血、崩漏；咳喘痰多；外用于外伤出血，须发脱落。

【用法】　10～15g。外用适量。

【文献摘录】《名医别录》：主治吐血，衄血，痢血，崩中，赤白。轻身益气。令人耐风寒，去湿痹，生肌。

【附方】　侧柏散：治肠风、脏毒、酒痢、下血不止。嫩柏叶 60g，陈槐花 30g。共为丸服。

# 48. 香附
## 香附子理血气妇人之用

【原文解析】　香附又称香附子，为草本植物莎草的根茎。味辛、微苦、微甘，性平，归肝、三焦经。为妇科理气调血的要药。

【功效】　疏肝理气，调经止痛。

【主治】　肝郁气滞的胁肋胀痛、脘腹胀痛、疝气疼痛；肝气郁结的月经不调，痛经，乳房胀痛；食积不化的脘腹胀满。

【用法】　6～12g。

【宜忌】　气虚无滞者慎用。

【文献摘录】《本草纲目》：香附之气平而不寒，香而能窜，其味多辛能散，微苦能降，微甘能和。乃足厥阴肝、手少阳三焦气分主药，而兼通十二经气分。生则上行胸膈，外达皮肤；熟则下走肝肾，外彻腰足。……乃气病之总司，女科之主帅也。《本草正义》：香附，辛味甚烈，香气颇浓，皆以气用事，故专治气结为病。

【附方】　醋附丸：治月经不调，腹中急痛。香附 500g，醋煮，焙为末，醋和丸如桐子大。每服 30 ～ 40 丸。

# 49. 地肤子
## 地肤子利膀胱，可洗皮肤之风

【原文解析】　地肤子为草本植物地肤的成熟果实，味苦，性寒，归膀胱经。内服利尿，外用止痒。

【功效】　清热利水，止痒。

【主治】　下焦湿热的小便不利，淋沥涩痛；皮肤癣疥、湿疮瘙痒。

【用法】　10 ～ 15g。外用适量。

【文献摘录】《神农本草经》：主膀胱热，利小便。《本草原始》：去皮肤中积热，除皮肤外湿痒。

【附方】《子母秘录》方：治妊娠患淋，小便量少忽热痛，手足烦疼。地肤子水煎服。

# 50. 山豆根

## 山豆根解热毒，能止咽喉之痛

【原文解析】　山豆根为灌木植物越南槐的根（广豆根）或藤本植物蝙蝠葛的根茎（北豆根），味苦，性寒，归肺经。善清热解毒，是治疗咽喉肿痛的要药。

【功效】　清热解毒，利咽喉，散肿止痛。

【主治】　热毒蕴结的咽喉肿痛；湿热黄疸；痈肿疮毒，蛇虫咬伤。

【用法】　6～10g，入汤剂或磨汁服。外用含漱或研末涂敷。

【宜忌】　本品苦寒，不宜于脾胃虚寒，食少便溏者。

【文献摘录】《开宝本草》：主解诸药毒，止痛，消疮肿毒，人及马急黄发热，咳嗽，杀小虫。《图经本草》：采根用，今人寸截含之，以解咽喉肿痛极妙。

【附方】　山豆根丸：治积热咽喉闭塞肿痛。山豆根30g，大黄、升麻、朴硝各15g。共研为末，炼蜜为丸如皂子大。每粒以薄绵包，含服。

# 51. 白鲜皮

## 白鲜皮去风治筋弱，而疗足顽痹

【原文解析】　白鲜皮为草本植物白鲜的根皮，味苦，性寒，归脾、胃经。善除风湿，治疗筋肉软弱，不能行走等症。

**【功效】**　清热解毒，除湿止痒。

**【主治】**　湿热痹证的关节热痛、筋弱难行；湿热疮疹疥癣、脓水淋漓、肌肤湿烂、皮肤瘙痒；湿热黄疸。

**【用法】**　6～10g。外用适量。

**【文献摘录】**《本草纲目》：白鲜皮气寒善行，味苦性燥，足太阴、阳明经去湿热药也。……为诸黄风痹要药。

**【附方】**　一物白鲜汤：治产后中风。白鲜皮10g，水煎服。


# 52. 旋覆花

## 旋覆花明目治头风，而消痰嗽壅


**【原文解析】**　旋覆花为草本植物旋覆花的花，味苦、辛、咸，性微温，归脾、肺、胃、大肠经。善降气消痰，也可治风湿痰饮上攻的头目疾患。

**【功效】**　消痰行水，降气止呕。

**【主治】**　痰涎壅肺的咳喘痰多；痰饮蓄结的胸膈痞闷；痰湿上逆的呕吐噫气、心下痞满、头胀头痛、目眩多眵。

**【用法】**　3～10g，包煎。

**【宜忌】**　本品温散降逆，故阴虚燥咳，体虚便溏者不宜用。

**【文献摘录】**《本草纲目》：旋覆乃手太阴肺、手阳明大肠药也。所治诸病，其功只在行水、下气、通血脉尔。《本草衍义》："行痰水，去头目风。"

【附方】　旋覆花汤：治风痰呕逆，头目昏闷。旋覆花、枇杷叶、川芎、细辛、赤茯苓各 3g，前胡 4.5g，姜 3 片，枣 5 枚。水煎服。

# 53. 荆芥穗
## 又况荆芥穗清头目便血，疏风散疮之用

【原文解析】　荆芥穗是草本植物荆芥的花穗。味辛，性微温，归肺、肝经。善疏风清头目，理血止血，也可治疮疡初起之症。

【功效】　祛风，解表，止血。

【主治】　外感风寒的发热恶寒、头痛无汗；风疹瘙痒，麻疹透发不畅；疮疡初起；衄血、便血、崩漏。

【用法】　3～10g，不宜久煎。止血炒炭用。

【宜忌】　表虚有汗者不宜用。

【文献摘录】《本草纲目》：散风热，清头目，利咽喉，消疮肿，治项强……吐血、衄血、下血、血痢、崩中、痔漏。

【附方】　荆防败毒散：治疮疡初起，恶寒发热。荆芥、防风、羌活、独活、柴胡、前胡、枳壳、茯苓、桔梗、川芎各 5g，甘草 3g。水煎服。

# 54. 天花粉

## 瓜蒌根疗黄疸毒痈，消渴解痰之忧

【原文解析】　瓜蒌根即天花粉，为宿根草质藤本植物瓜蒌的干燥块根，味苦、微甘，性寒，归肺、胃经。可治火热郁结的黄疸毒痈，并可消痰止渴。

【功效】　清热生津，消肿排脓。

【主治】　热病伤津的口干舌燥、烦渴；肺热津伤的燥咳，痰稠，咳血；热毒炽盛的痈肿疮疡，赤肿焮痛。

【用法】　10～15g，煎服或入丸散。外用研末，水或醋调敷。

【宜忌】　脾胃虚寒、大便滑泄者忌用。

【文献摘录】　《神农本草经》：主消渴，身热，烦满，大热。《滇南本草》：治痈肿肿毒，并止咳嗽带血。

【附方】　瓜蒌牡蛎散：治百合病，口渴不止。天花粉、煅牡蛎各等份。共研为细末，饮服10g，每日3次。

# 55. 地榆

## 地榆疗崩漏，止血止痢

【原文解析】　地榆为草本植物地榆的根，味苦、酸，性微寒，归肝、胃、大肠经。善凉血止血，可治崩漏、血痢。

【功效】　凉血止血，解毒敛疮。

【主治】　血热妄行的尿血、便血、血痢、崩漏、咯血、衄血、吐血；外用于金疮、水火烫伤、湿疹、皮肤溃烂。

【用法】　10～15g，外用适量。

【宜忌】　大面积烧伤不宜用。

【文献摘录】　《本草纲目》：捣汁涂虎犬蛇虫伤。地榆除下焦热，治大小便血证。

【附方】　地榆汤：治血痢不止。地榆60g，甘草15g，每服15g，水煎温服。

# 56. 昆布
## 昆布破疝气，散瘿散瘤

【原文解析】　昆布为海带和昆布的叶状体，味咸，性寒，归肝、胃、肾经。善治痰聚水停的瘿瘤、睾丸肿痛。

【功效】　消痰软坚，利水。

【主治】　瘿瘤，咽喉项颈渐粗、胸膈满塞，瘰疬，睾丸肿痛；水肿，脚气浮肿。

【用法】　10～15g。

【文献摘录】　《名医别录》：主治十二种水肿，瘿瘤聚结气，瘘疮。《本草从新》：治瘿瘤水肿，阴癞隔噎，顽痰积聚。

【附方】　海龙丸：治瘰疬。昆布、海藻、茯苓、穿山甲珠各60g，全蝎100g，龙胆草45g，当归30g，桃核壳50个。共研为细末，荞麦面打糊为丸，梧桐子大，每服9g。

# 57. 淡竹叶
## 疗伤寒，解虚烦，淡竹叶之功倍

**【原文解析】**　淡竹叶为植物淡竹的叶，味甘、淡，性寒，归心、肺、小肠经。善解表清热除烦。

**【功效】**　清热除烦，生津，利尿。

**【主治】**　外感风热的发热、头痛、口渴、咽痛；热病心烦口渴；心火上炎的口舌生疮；小儿惊热；心火移热小肠的小便淋痛。

**【用法】**　10～15g。

**【文献摘录】**　《本草正义》：退虚热烦躁不眠，止烦渴，生津液，利小水，解喉痹，并小儿风热惊痫。

**【附方】**　竹叶石膏汤：治伤寒解后，虚羸少气，气逆欲吐。竹叶9g，石膏30g，制半夏9g，人参5g，麦冬18g，甘草3g，粳米15g。水煎服。

# 58. 牡丹皮

## 除结气，破瘀血，牡丹皮之用同

【原文解析】　牡丹皮为灌木植物牡丹的根皮，味苦、辛，性微寒，归心、肝、肾经。善活血化瘀，消气血凝结。

【功效】　清热凉血，活血散瘀。

【主治】　热入血分的斑疹、吐血、衄血；温热病后期的阴分伏热发热、夜热早凉；妇女经前发热，月经先期；血滞经闭、痛经、癥瘕；痈肿疮毒。

【用法】　6 ～ 12g，煎服或入丸散。

【宜忌】　血虚有寒、孕妇及月经过多者不宜用。

【文献摘录】　《珍珠囊》：治肠胃积血、衄血、吐血、无汗骨蒸。《本草纲目》：和血，生血，凉血，治血中伏火，除烦热。

【附方】　大黄牡丹皮汤：治肠痈初起。大黄、牡丹皮、桃仁、芒硝各 9g，冬瓜仁 15g。水煎服。

# 59. 知母

## 知母止嗽而骨蒸退

【原文解析】　知母为草本植物知母的根茎，味苦、甘，性寒，归肺、胃、肾经。善治咳嗽，退骨蒸。

【功效】 清热泻火，滋阴润燥。

【主治】 邪热亢盛的壮热、烦渴、大汗、脉洪大；肺热咳嗽、阴虚燥咳；阴虚火旺的骨蒸潮热、盗汗、心烦；消渴症的口渴、饮多、尿多。

【用法】 6～12g。

【宜忌】 本品性质寒润，滑肠，故脾虚便溏者不宜用。

【文献摘录】 《本草纲目》：知母之辛苦寒凉，下则润肾燥而滋阴，上则清肺金而泻火，乃二经气分药也。

【附方】 二母散：治肺热咳嗽。知母、贝母各等份。共研为末。每服15g，水煎服。

# 60. 牡蛎
## 牡蛎涩精而虚汗收

【原文解析】 牡蛎为软体动物长牡蛎的贝壳，味咸，性微寒，归肝、肾经。善涩精敛汗。

【功效】 平肝潜阳，收敛固涩，软坚散结。

【主治】 阴虚阳亢的烦躁不安、心悸失眠、头晕目眩、耳鸣；热病伤阴、肝风内动的四肢抽搐；虚汗、遗精、带下、崩漏；痰火郁结的瘰疬痰核。

【用法】 15～30g，先煎。收敛固涩宜煅用，其余宜生用。

【文献摘录】 《本草拾遗》：粉身，止大人小儿盗汗；同麻黄根、蛇床子、干姜为粉，去阴汗。

【附方】　牡蛎散：治体虚自汗，心悸短气。牡蛎、黄芪、麻黄根各30g。为粗末，每用9g，与浮小麦15g同煎服。

# 61. 贝母

## 贝母清痰止咳嗽而利心肺

【原文解析】　贝母常见两种，川贝母为草本植物川贝母的地下鳞茎，浙贝母为草本植物浙贝母的地下鳞茎。川贝母苦、甘，微寒；浙贝母苦，寒，二者均归肺、心经。均清心润肺，化痰止咳。

【功效】　化痰止咳，清热散结。

【主治】　外感风热咳嗽，肺痈痰热咳嗽，肺痿劳伤久咳；痰热郁结的痈肿、痰核。

【用法】　3～10g。研末冲服1～2g。外感、痰热、痈肿、痰核宜用浙贝，劳伤久咳宜用川贝。

【宜忌】　寒湿痰嗽者不宜服。反乌头。

【文献摘录】　《本草会编》：治虚劳咳嗽，吐血咯血，肺痿肺痈，妇人乳痈，痈疽及诸郁之证。《本草纲目拾遗》：凡肺家夹风火有痰者宜此。

【附方】　贝母丸：治肺热咳嗽多痰，咽喉中干。贝母45g，杏仁45g，甘草3g。共为末，炼蜜为丸如弹子大，含化咽津。

# 62. 桔梗

## 桔梗开肺利胸膈而治咽喉

**【原文解析】**　桔梗是草本植物桔梗的根，味苦、辛，性平，归肺经。善宣肺祛痰，利咽开音。

**【功效】**　开宣肺气，利咽祛痰，排脓。

**【主治】**　肺气壅闭的胸膈痞闷、咳嗽痰多或咳痰不爽、咽痛音哑；肺痈证的胸痛、咳吐脓血、痰黄腥臭。

**【用法】**　3～10g。

**【宜忌】**　阴虚久咳、咳血不宜用。

**【文献摘录】**　《日华子本草》：养血排脓，补内漏及喉痹。《本草求真》：桔梗系开提肺气之药，可为诸药舟楫，载之上浮，能引苦泄峻下剂，至于至高之分。

**【附方】**　桔梗汤：治咽痛，或风热犯肺的失音。桔梗6g，甘草12g。水煎服。

# 63. 黄芩

## 若夫黄芩治诸热，兼主五淋

**【原文解析】**　黄芩为草本植物黄芩的根，味苦，性寒，归肺、胆、胃、大肠经。善清热泻火，可治疗湿热淋证。

**【功效】**　清热燥湿，泻火解毒，止血，安胎。

【主治】　湿热病证：湿温、黄疸、泻痢、热淋、痈肿疮毒等；壮热烦渴；肺热咳嗽；血热妄行的吐血、咳血、衄血、便血、崩漏；痈肿疮毒；胎热不安。

【用法】　3～10g，煎服或入丸散。安胎炒用，清上焦火酒炒，止血炒炭。

【宜忌】　本品苦寒伐生气，脾胃虚寒、少食便溏者忌用。

【文献摘录】　《本草纲目》：治风热、湿热、头疼、奔豚热痛、火咳肺痿、喉腥、诸失血。

【附方】　黄芩散：清肺热，止吐血衄血。黄芩30g，捣细，罗为散。每服9g，水煎服。

# 64. 槐花

## 槐花治肠风，亦医痔痢

【原文解析】　槐花为乔木植物槐树的花蕾，味苦，性微寒，归肝、大肠经。可治肠风便血、痔漏、下痢。

【功效】　凉血止血。

【主治】　血热妄行的大便下血、痔疮肛瘘出血、热痢。

【用法】　10～15g。宜炒炭用。

【文献摘录】　《珍珠囊》：凉大肠。

【附方】　槐花散：治肠风下血。槐花、侧柏叶、荆芥穗、枳壳各30g。共为末，每服6g，食前调下。

# 65. 常山
## 常山理痰结而治温疟

【原文解析】　常山为灌木植物黄常山的根，味苦、辛，性寒，有毒，归肺、心、肝经。善涌痰，截疟。

【功效】　涌吐痰饮，截疟。

【主治】　胸中痰饮积聚；疟疾。

【用法】　5～10g。涌吐宜生用，截疟宜酒炒。

【宜忌】　本品作用强烈，能损正气，体虚者慎用。

【文献摘录】　《药性论》：治诸疟、吐痰涎。《本草纲目》：常山、蜀漆，有劫痰截疟之功，须在发散表邪，及提出阳分之后，用之得宜，神效立见，用失其法，真气必伤。

【附方】　截疟七宝饮：治阳经实疟。常山、草果、槟榔、厚朴、青皮、陈皮、甘草各等份。水酒各半煎，发日早晨温服。

# 66. 葶苈子
## 葶苈泻肺热而通水气

【原文解析】　葶苈子为草本植物播娘蒿（南葶苈子）和独行菜（北葶苈子）的成熟种子，味苦、辛，性大寒，归肺、膀胱经。善泄肺热，利水消肿。

【功效】　泻肺平喘，利水消肿。

【主治】　痰涎壅滞，咳嗽喘促；肺痈痰热郁结、咳嗽胸痛；肺气闭塞的胸腹积水、小便不利。

【用法】　3 ～ 10g。

【宜忌】　肺虚喘咳、脾虚肿满者均忌服。

【文献摘录】《名医别录》：下膀胱水，伏留热气，皮间邪水上出，面目浮肿。《药性论》：疗肺壅上气咳嗽，止喘促，除胸中痰饮。

【附方】　葶苈大枣泻肺汤：治肺痈喘不得卧。葶苈子9g，大枣 12 枚。水煎服。

# 热 性 药

# 67. 荜茇
## 欲温中以荜茇

【原文解析】　荜茇是藤本植物荜茇的未成熟果穗，味辛，性热，归胃、大肠经。善温中散寒止痛。

【功效】　温中止痛。

【主治】　胃中有寒的呕吐呃逆，腹痛腹泻；寒疝腹痛；

寒泻冷痢；龋齿疼痛。

**【用法】**　2～5g。外用适量。

**【文献摘录】**　《本草求真》：凡一切风寒内积，逆于胸膈而见恶心呕吐，见于下部而见肠鸣冷痢水泻，发于头面而见齿牙头痛鼻渊，停于肚腹而见中满痞塞疼痛，俱可用此投治，以其气味辛温，则寒自尔见除。

**【附方】**　荜茇丸：治脾虚呕逆，心腹痛，腰胯冷痛。荜茇、木香、附子、胡椒、桂心、干姜、诃黎勒皮各 15g，厚朴 45g。共为丸，如梧桐子大，每服 15 丸。


# 68. 生姜
## 用发散以生姜


**【原文解析】**　生姜为草本植物姜的根茎，味辛，性微温，归肺、脾经。善发散表邪。

**【功效】**　发汗解表，温中止呕，温肺止咳。

**【主治】**　外感风寒的恶寒发热、头痛、鼻塞；胃寒呕吐；风寒客肺的咳嗽。

**【用法】**　3～10g，煎服或捣汁冲服。

**【宜忌】**　本品辛温，阴虚内热及热盛者忌用。

**【文献摘录】**　《名医别录》：主伤寒头痛鼻塞，咳逆上气，止呕吐。《本草纲目》：生用发散，熟用和中。

**【附方】**　单方：治风寒表证初起。生姜 10g，水煎服。

# 69.五味子

## 五味子止嗽痰，且滋肾水

【原文解析】　五味子为木质藤本植物北五味子和南五味子的成熟果实，味酸，性温，归肺、肾、心经。有敛肺止咳，滋肾涩精的功效。

【功效】　敛肺滋肾，生津敛汗，涩精止泻，宁心安神。

【主治】　肺肾不足的久咳虚喘；热伤气阴的心悸口渴、自汗盗汗；肾虚遗精滑精；久泻不止；心悸、失眠、多梦。

【用法】　2～6g，研末服每次1～3g。

【宜忌】　本品酸涩收敛，寒痰咳嗽需配伍辛温宣散之品。

【文献摘录】　《本草备要》：性温，五味俱备，酸咸为多，故专收敛肺气而滋肾水，益气生津，补虚明目，强阴涩精，退热敛汗，止呕住泻，宁嗽定喘，除烦渴，消水肿，解酒毒，收耗散之气。

【附方】　五味细辛汤：治肺经感寒，咳嗽不已。茯苓12g，甘草、干姜各9g，细辛3g，五味子6g。共为细末，每服6g，水煎服。

# 70. 腽肭脐

## 腽肭脐疗痨瘵，更壮元阳

【原文解析】　腽肭脐为动物斑海豹的阴茎和睾丸，味咸，性大热，归肾经。可壮肾阳，治虚劳。

【功效】　暖肾壮阳，益精补髓。

【主治】　肾阳虚衰、肾精亏损的畏寒肢冷、腰膝痿弱、阳痿早泄、精冷不育、尿频便溏、腹中冷痛；阳虚劳伤，寒痰结聚，胁腹作痛。

【用法】　3～10g，煎服。或入丸散，或浸酒服。

【宜忌】　阴虚火旺、骨蒸劳嗽者忌服。

【文献摘录】　《海药本草》：味甘香美，大温无毒。主五劳七伤，阴痿少力，肾气衰弱，虚损，背膊劳闷，面黑精冷。《本草纲目》：今之滋补丸药中多用之，精不足者补之以味也，大抵与苁蓉、锁阳之功相近。

【附方】　腽肭脐丸：治五劳七伤。腽肭脐1对，天雄、附子、川乌、阳起石、钟乳粉各60g，鹿茸30g，朱砂、人参、沉香各10g。共研细末，酒和为丸，如梧桐子大。每服70丸，空腹盐汤下。

# 71. 川芎

## 原夫川芎去风湿，补血清头

【原文解析】  川芎为草本植物川芎的根茎，味辛，性温，归肝、胆、心包经。善祛风湿，治头痛。其功在行气活血，而非补血。

【功效】  活血行气，祛风止痛。

【主治】  月经不调、痛经、闭经、难产、产后瘀阻腹痛；气滞血瘀的胁肋作痛、肢体麻木、跌打损伤、疮痈肿痛；各类头痛；风湿痹痛。

【用法】  3～10g；研末吞服，每次1～1.5g。

【宜忌】  本品辛温升散，阴虚火旺者、妇女月经过多者，均不宜应用。

【文献摘录】《本草正》：其性善散，又走肝经，气中之血药也。……芎、归俱属血药，而芎之散动尤甚于归，故能散风寒，治头痛，破瘀蓄，通血脉，解结气，逐疼痛，排脓消肿，逐血通经。以其气升，故兼理崩漏眩运；以其甘少，故散则有余，补则不足。惟风寒之头痛，极宜用之，若三阳火壅于上而痛者，得升反甚。

【附方】  川芎茶调散：治感冒偏正头痛。川芎、荆芥各12g，白芷、甘草、羌活各6g，细辛3g，防风5g，薄荷24g。共为细末，每服6g，清茶调下。

# 72. 续断

## 续断治崩漏，益筋强脚

**【原文解析】**　续断为草本植物续断的根，味苦、甘、辛，性微温，归肝、肾经。善治崩漏下血，腰痛脚弱。

**【功效】**　补肝肾，行血脉，续筋骨。

**【主治】**　肝肾不足的腰痛脚弱、遗精、崩漏；胎漏下血、胎动欲坠；跌打损伤、金疮；痈疽溃疡。

**【用法】**　10～20g。崩漏下血宜炒用。外用适量研末敷。

**【文献摘录】**　《本草经疏》：入足厥阴、少阴，为治胎产、续绝伤、补不足、疗金疮、理腰肾之要药也。

**【附方】**　续断丸：治腰痛并脚酸腿软。续断60g，补骨脂、牛膝、木瓜、萆薢、杜仲各30g。为丸，每服9g。

# 73. 麻黄

## 麻黄表汗以疗咳逆

**【原文解析】**　麻黄为草本状小灌木植物麻黄的草质茎，味辛、微苦，性温，归肺、膀胱经。善发汗，治喘咳。

**【功效】**　发汗，平喘，利水。

**【主治】**　外感风寒的无汗鼻塞、恶寒发热、头身疼痛；肺气壅遏的喘咳证；兼表证的水肿。

【用法】　1.5～10g，宜先煎。解表宜生用，平喘多炙用。

【宜忌】　本品发汗力较强，故表虚自汗及阴虚盗汗者忌用。虚喘亦忌用。

【文献摘录】　《神农本草经》：发表出汗，去邪热气，止咳逆上气，除寒热。《本草纲目》：麻黄乃肺经专药，故治肺病多用之。张仲景治伤寒，无汗用麻黄，有汗用桂枝。

【附方】　麻黄汤：治太阳病，头痛发热，身疼腰痛，骨节疼痛，恶风无汗而喘者。麻黄9g，桂枝6g，杏仁9g，炙甘草3g。水煎服。

# 74. 韭子
## 韭子助阳而医白浊

【原文解析】　韭子为草本植物韭的种子，味辛、甘，性温，归肝、肾经。善助肾阳，治白浊。

【功效】　补肝肾，暖腰膝，壮阳，固精。

【主治】　肾阳虚衰、肝肾不足的阳痿，腰膝酸软冷痛；肾气不固的遗精、白浊、尿频、白带过多。

【用法】　5～10g，水煎或入丸散服。

【宜忌】　阴虚火旺者忌服。

【文献摘录】　《滇南本草》：补肝肾，暖腰膝，兴阳道，治阳痿。《本草纲目》：治小便频数，遗尿，女子白淫白带。

【附方】　《魏氏家藏方》方：治肾与膀胱虚冷，小便滑数。韭子 12g，茴香、补骨脂、益智仁、鹿角霜、龙骨各 9g。为丸服。

# 75. 乌头
## 川乌破积，有消痰治风痹之功

【原文解析】　乌头是草本植物乌头的块根，主产于四川者为川乌，味辛、苦，性大热，有毒，归心、肝、脾经。善破寒积，消寒痰，祛风湿。

【功效】　祛风湿，散寒止痛。

【主治】　风寒湿痹，寒疝疼痛，心腹冷痛，头风痛、偏头痛，跌打损伤疼痛。

【用法】　3～9g。入汤剂先煎 30～60 分钟以减弱其毒性。入散剂或酒剂 1～2g，制用。

【宜忌】　孕妇忌用。反半夏、瓜蒌、白蔹、白及、贝母。畏犀角。

【文献摘录】　《长沙药解》：乌头，温燥下行，其性疏利迅速，开通关腠，驱逐寒湿之力甚捷。凡历节、脚气、寒疝、冷积、心腹疼痛之类，并有良功。制同附子，蜜煎，取汁用。

【附方】　乌头汤：治历节不可屈伸，疼痛。川乌 5 枚（蜜煎），麻黄、芍药、黄芪、甘草各 9g。水煎服。

# 76. 天雄

## 天雄散寒，为去湿助阳精之药

【原文解析】　天雄为草本植物乌头的块根，较大而不生子根者，味辛、苦，性大热，有毒，归心、肾、脾经。善散寒湿，助肾阳。

【功效】　散寒燥湿，补火助阳。

【主治】　寒湿痹痛，历节风痛，四肢拘挛；肾阳不足的腰膝酸软、畏寒肢冷、阳痿尿频、精液清冷。

【用法】【宜忌】　见 75 条乌头。

【文献摘录】　《本草述》：天雄，亦能补阳，但力大减于附子耳。且难于乌头同论，以其不兼散风也。《本经逢原》：天雄禀纯阳之性，补命门、三焦，壮阳精，强肾气，过于附子。故《本经》用以治大风寒，开湿痹，历节，拘挛诸病。阳气衰痿者，佐人参用之。

【附方】　三建汤：治元阳素虚，寒邪外入。乌头、附子、天雄各等份。共为粗末。每剂 12g，加姜 15 片，水煎服。

# 77. 川椒

## 观夫川椒达下

【原文解析】　川椒是花椒的一种，为灌木或小乔木植物花椒的干燥成熟果皮，主产于四川，味辛，性热，有小毒，归脾、胃、肾经。可达下焦补命火，暖腰膝，止泻痢。

【功效】　温中，止痛，杀虫。

【主治】　脾胃虚寒的脘腹冷痛、呕吐、泄泻；下焦寒湿泄泻；蛔虫引起的腹痛、呕吐、吐蛔；命门火衰的溲数、足弱、久痢。

【用法】　2～5g。外用适量。

【宜忌】　阴虚火旺者忌用。

【文献摘录】　《本草纲目》：椒，纯阳之物，其味辛而麻，其气温以热。入肺散寒治咳嗽；入脾除湿，治风寒湿痹，水肿泻痢；入右肾补火，治阳衰溲数，足弱，久痢诸证。

【附方】　单方：治脾胃虚寒，脘腹冷痛。川椒炒热布包温熨痛处。


# 78. 干姜

## 干姜暖中


【原文解析】　干姜为草本植物姜的干燥根茎，味辛，性热，归脾、胃、心、肺经。善温中散寒。

【功效】　温中，回阳，温肺化饮。

【主治】　脘腹冷痛、呕吐泄泻；亡阳证的四肢厥逆、腹痛下利；寒饮伏肺的咳嗽气喘、形寒背冷、痰多清稀。

【用法】　3～10g。

【宜忌】　孕妇慎用。

【文献摘录】　《本草求真》：干姜大热无毒，守而不走，凡胃中虚冷，元阳欲绝，合以附子同投，则能回阳立效，故书有附子无姜不热之句。

【附方】　理中汤：治脾胃虚寒，脘腹冷痛，呕吐泄泻。人参、干姜、白术、炙甘草各9g。水煎服。

# 79. 胡芦巴

## 胡芦巴治虚冷之疝气

【原文解析】　胡芦巴为草本植物胡芦巴的成熟种子，味苦，性温，归肝、肾经。善治虚寒疝气。

【功效】　温肾阳，逐寒湿。

【主治】　肾阳不足的腰膝冷痛、腹胁胀满；寒疝，少腹连睾丸作痛；寒湿脚气，腿膝冷痹无力。

【用法】　3～10g，入煎剂或丸散。

【宜忌】　阴虚火旺或有湿热者忌服。

【文献摘录】　《本草纲目》：治冷气疝瘕，寒湿脚气，益右肾，暖丹田。胡芦巴，右肾命门药也，元阳不足，冷气潜伏，不能归元者宜之。

【附方】　胡芦巴酒：治疝气，下腹冷痛。胡芦巴、小茴香各1份，烧酒6份。每服30mL。

# 80. 卷柏

## 生卷柏破癥瘕而血通

【**原文解析**】　卷柏为草本植物卷柏的全草，味辛，性平，归肝、心经。生用可活血化瘀。

【**功效**】　活血祛瘀，止血。

【**主治**】　妇女瘀血阻滞的血闭成瘕，寒热往来，子嗣不育；跌打损伤，瘀血作痛；便血。

【**用法**】　5～10g。活血祛瘀生用，止血炙用。

【**文献摘录**】　《本草备要》：生用辛平，破血通经，治癥瘕淋结；炙用辛温，止血，治肠风脱肛。

【**附方**】　《本草汇言》方：治妇人血闭成瘕，寒热往来，子嗣不育者。卷柏120g，当归、白术、牡丹皮各60g，白芍30g，川芎15g。分作7剂，水煎服。

# 81. 白术

## 白术消痰壅、温胃，兼止吐泻

【**原文解析**】　白术为草本植物白术的根茎，味苦、甘，性温，归脾、胃经。善燥湿痰，温胃健脾，止吐泻。

【**功效**】　补气健脾，燥湿利水，止汗安胎。

【**主治**】　脾气不足的倦怠乏力，食少，大便溏泄；脾虚不运的痰湿停留；气虚肌表不固的自汗；脾虚气弱的胎动不安。

【用法】　5～15g。燥湿利水生用，补气健脾炒用，止泻炒焦用。

【宜忌】　本品燥湿伤阴，阴虚内热者不宜服。

【文献摘录】　《本经逢原》：白术，生用有除湿益燥，消痰利水，治风寒湿痹，死肌痉疸，散腰脐间血，及冲脉为病，逆气里急之功；制熟则有和中补气，止渴生津，止汗除热，进饮食，安胎之效。

【附方】　枳术丸：治脾虚气滞，胸脘痞满。枳实 30g，白术 60g。共研为末，糊丸，每服 9g，荷叶汤下。

# 82. 石菖蒲

## 菖蒲开心气、散冷，更治耳聋

【原文解析】　石菖蒲为草本植物石菖蒲的根茎，味辛，性温，归心、胃经。善开心窍、开耳窍，散痰湿。

【功效】　开窍宁神，化湿和胃。

【主治】　湿浊蒙闭心窍的神志昏乱、癫狂、痴呆、健忘；湿浊蒙闭耳窍的耳鸣、耳聋；湿滞气塞的胸腹胀闷、不思饮食；风湿痹痛。

【用法】　5～8g，鲜品加倍。

【宜忌】　阴亏血虚、精滑多汗者均不宜服。

【文献摘录】《本草从新》：辛苦而温，芳香而散，开心孔，利九窍，明耳目，发声音，去湿除风，逐痰消积，开胃宽中，疗噤口毒痢。

【附方】《梅氏验方新编》方：治痰迷心窍。石菖蒲、生姜，共捣汁灌下。

# 83. 丁香
## 丁香快脾胃而止吐逆

【原文解析】　丁香为乔木植物丁香的花蕾，味辛，性温，归脾、胃、肾经。可暖脾胃，降呕逆。

【功效】　温中降逆，温肾助阳。

【主治】　胃寒呕吐、呃逆；脾胃虚寒的腹痛、少食、腹泻；肾阳不足的阳痿、脚弱。

【用法】　$2 \sim 5g$。

【宜忌】　畏郁金。

【文献摘录】《药性论》：治冷气腹痛。《蜀本草》：疗呕逆甚验。《日华子本草》：治口气，反胃；疗肾气，奔豚气，阴痛；壮阳，暖腰膝。

【附方】　丁香柿蒂汤：治胃中虚寒呃逆。丁香、柿蒂、生姜各6g，人参3g。水煎服。

# 84. 高良姜
## 良姜止心气痛之攻冲

【原文解析】　高良姜为草本植物高良姜的根茎，味辛，性热，归脾、胃经。善治寒凝气滞的脘腹冷痛。古代心痛有时指胃痛。

【功效】　温中止痛。

【主治】　脾胃有寒的脘腹冷痛、呕吐泄泻、饮食不化。

【用法】　3～10g。

【宜忌】　热证胃痛、呕吐忌用。

【文献摘录】　《本草汇言》：高良姜，祛寒湿、温脾胃之药也。若老人脾肾虚寒，泄泻自利，妇人心胃暴痛，因气怒，因寒痰者，此药辛热纯阳，除一切纯寒痼冷，功与桂附同等。

【附方】　良附丸：治胃脘寒痛，屡发屡止。高良姜、香附各等份。研末，米糊丸，每服6g。

# 85. 肉苁蓉
## 肉苁蓉填精益肾

【原文解析】　肉苁蓉为寄生草本植物肉苁蓉的带鳞叶的肉质茎，味甘、咸，性温，归肾、大肠经。善填精益肾。

【功效】　补肾阳，益精血，润肠通便。

【主治】　肾虚精亏、肾阳不足的阳痿、不孕、腰膝冷痛、筋骨无力；肠燥津枯的大便秘结。

【用法】　10～20g。

【宜忌】　本品能助阳，滑肠，故阴虚火旺及大便泄泻者忌服。实热便秘者亦不宜用。

【文献摘录】《本草汇言》：养命门，滋肾气，补精血之药也。男子丹元虚冷而阳道久沉，妇女冲任失调而阴气不治，此乃平补之剂，温而不热，补而不峻，暖而不燥，滑而不泄，故有从容之名。

【附方】《圣济总录》方：治肾虚白浊。肉苁蓉、鹿茸、山药、白茯苓各等份。共研为末，米糊丸为梧桐子大，每服30丸，枣汤下。

# 86. 硫黄

## 石硫黄暖胃驱虫

【原文解析】　硫黄为天然硫黄矿的提炼加工品，味酸，性温，有毒，归肾、大肠经。内服助阳，外用杀虫。

【功效】　内服壮阳通便，外用杀虫止痒。

【主治】　肾火虚衰，下元虚冷的寒喘、阳痿、小便频数、腰膝冷痛；虚冷便秘。外用于疥癣、湿疹、皮肤瘙痒。

【用法】　1～3g，入丸散。外用适量，研末撒，或油调涂，或烧烟熏。

【宜忌】　阴虚火旺及孕妇忌用。

【文献摘录】　《神农本草经》：主妇人阴蚀，疽痔，恶血，坚筋骨，除头秃。《本经逢原》：硫黄禀纯阳之精，赋大热之性，助命门相火不足。寒郁火邪，胃脘结痛，脚冷疼弱者宜之。其性虽热，而能疏利大肠，与燥涩之性不同。

【附方】　半硫丸：治老人阳虚便秘。半夏、硫黄各等份。共研细末，姜汁糊丸如桐子大，每服 15 ～ 30 丸。


# 87. 胡椒
## 胡椒主去痰而除冷

【原文解析】　胡椒为藤本植物胡椒的干燥果实，味辛，性热，归胃、大肠经。善散寒消痰。

【功效】　温中止痛，下气消痰。

【主治】　肠胃有寒的脘腹疼痛、呕吐泄泻；痰气郁滞的蒙蔽清窍、癫痫痰多。

【用法】　2 ～ 4g；研粉吞服每次 0.5 ～ 1g。外用适量。

【文献摘录】　《本草纲目》：胡椒大辛热，纯阳之物，肠胃寒湿者宜之。热病人食之，动火伤气，阴受其害。

【附方】　单方：治受寒腹泻。胡椒粉适量，置膏药中贴脐部。

# 88. 秦椒
## 秦椒主攻痛而去风

【原文解析】　秦椒是花椒的一种，为灌木或小乔木植物花椒的干燥成熟果皮，主产于泰山和秦岭，味辛，性热，有小毒，归脾、胃、肾经。可祛风散寒止痛。其余同川椒，具体详见 77 条川椒。

# 89. 吴茱萸
## 吴茱萸疗心腹之冷气

【原文解析】　吴茱萸为灌木或小乔木植物吴茱萸的近成熟果实，味辛、苦，性热，有小毒，归肝、脾、胃经。善治脘腹冷痛。

【功效】　散寒止痛，疏肝下气，燥湿。

【主治】　脘腹冷痛，寒疝冷痛；中焦虚寒、肝气上逆的头痛、吐涎沫；脾肾虚寒的久泻、五更泄；寒湿脚气疼痛；肝逆犯胃的呕吐吞酸；外用研末醋调敷足心，可引火下行，治疗口舌生疮。

【用法】　1.5～5g。外用适量。

【宜忌】　本品辛热燥烈，易损气动火，不宜多用久服，阴虚有热者忌用。

【文献摘录】 《本草纲目》: 吴萸, 辛热能散能温, 苦热能燥能坚, 其所治之证, 皆取其散寒温中燥湿解郁之功而已。

【附方】 吴茱萸汤: 治胃中寒痛、手足逆冷。吴茱萸3g, 人参6g, 生姜18g, 大枣4枚。水煎服。

# 90. 灵砂
## 灵砂定心脏之怔忡

【原文解析】 灵砂是用汞和硫黄制成的人工制剂, 主含硫化汞, 味甘, 性温, 归心经。善治心悸怔忡。

【功效】 安神, 定惊, 降气。

【主治】 心肾不交的心神不安、心悸怔忡、惊悸不眠; 冷气乘心作痛, 脾胃翻痛。

【用法】 0.3～1g, 研末冲服或入丸散。外用适量。

【宜忌】 本品不可过量或持续服用, 以防汞中毒。

【文献摘录】 《本草求真》: 盖水银性秉最阴, 硫黄性秉纯阳, 同此煎熬, 合为一气, 则火与水交, 水与火合, 而无亢腾飞越之弊矣。故凡阳邪上浮下不交而致虚烦狂躁、寤寐不安、精神恍惚者, 用此坠阳交阴, 则精神镇摄, 而诸病悉去。

【附方】 《仁斋直指附遗方论》方: 治冷气乘心作痛。灵砂0.9g, 五灵脂0.6g。研极细, 稀粥糊丸, 空腹服, 以石菖蒲、生姜汤下。

# 91. 荜澄茄
## 盖夫散肾冷、助脾胃，须荜澄茄

【原文解析】　荜澄茄为藤本植物荜澄茄及小乔木或灌木植物山鸡椒的果实，味辛，性温，归脾、胃、肾、膀胱经。善温脾胃，散下焦寒滞。

【功效】　温中止痛。

【主治】　胃中有寒的脘腹冷痛、呕吐呃逆、不思饮食；寒疝疼痛；寒证的小便不利；小儿寒湿郁滞的小便浑浊。

【用法】　2 ～ 5g。

【文献摘录】　《海药本草》：主心腹卒痛，霍乱吐泻，痰癖冷气。《本草述钩元》：荜澄茄，疗肾气膀胱冷，少类于蜀椒；治阴逆下气塞，少类于吴萸。以温为补，洵属外伤于寒及内虚为寒之对药。

【附方】　荜澄茄丸：治中焦痞塞，气逆上攻，心腹疼痛。荜澄茄 15g，高良姜 60g，神曲、青皮、官桂各 30g，阿魏 15g。共为末，醋面糊丸，如梧桐子大，每服 20 丸，生姜汤下。

# 92. 莪术

## 疗心痛、破积聚，用蓬莪术

【原文解析】 莪术又称蓬莪术，为草本植物莪术的根茎，味辛、苦，性温，归肝、脾经。善破血行气，疗心腹瘀痛。

【功效】 破血祛瘀，行气止痛。

【主治】 气滞血瘀的癥瘕积聚，经闭腹痛；饮食不节的食积停滞，脘腹胀满疼痛。

【用法】 3～10g。醋炒能加强止痛之功。

【宜忌】 月经过多及孕妇忌用。

【文献摘录】 《日华子本草》：得酒、醋良。治一切气，开胃消食，通月经，消瘀血，止仆损痛，下血及内损恶血等。

【附方】 蓬莪术散：治久积癖气不散。蓬莪术、肉桂、枳壳、三棱、大黄、当归、槟榔、木香各10g，柴胡15g，干姜、芍药各6g，鳖甲25g。水煎服。

# 93. 砂仁

## 缩砂止吐泻、安胎，化酒食之剂

【原文解析】 砂仁是草本植物阳春砂、海南砂或缩砂的干燥成熟果实，缩砂仁是其中一种，味辛，性温，归脾、胃经。可止吐泻，安胎，助消食积。

**【功效】**　化湿，行气，温中，安胎。

**【主治】**　脾胃气滞、湿阻中焦的脘腹胀痛、不思饮食、呕吐泄泻；外感寒湿的腹泻；妊娠恶阻，胎动不安。

**【用法】**　3～6g。入汤剂宜后下。

**【宜忌】**　阴虚火旺者忌用。

**【文献摘录】**　《药品化义》：若呕吐恶心，寒湿冷泻，腹中虚痛，以此温中调气；若脾虚饱闷，宿食不消，酒毒伤胃，以此散滞化气；若胎气腹痛，恶阻食少，胎胀不安，以此运行和气。

**【附方】**　单方：治脾寒泄泻。砂仁3g，研末，吞服。

# 94. 附子

## 附子疗虚寒、反胃，壮元阳之力

**【原文解析】**　附子为草本植物乌头的子根的加工品，味辛，性热，有毒，归心、肾、脾经。善壮阳散寒，治虚寒反胃。

**【功效】**　回阳救逆，补火助阳，散寒止痛。

**【主治】**　亡阳证的四肢厥逆、冷汗自出；肾阳不足的畏寒肢冷、阳痿尿频；脾阳不振的脘腹冷痛、反胃呕吐、大便溏泄；脾肾阳虚的小便不利、肢体浮肿；心阳衰弱的心悸气短、胸痹心痛；寒湿痹痛。

【用法】  3～15g。入汤剂先煎 30～60 分钟以减弱其毒性。

【宜忌】  孕妇忌用。反半夏、瓜蒌、白蔹、白及、贝母。畏犀角。

【文献摘录】《本草正义》：其性善走，故为通行十二经纯阳之要药，外则达皮毛而除表寒，里则达下元而温痼冷，彻内彻外，凡三焦经络、诸脏诸腑，果有真寒，无不可治。

【附方】  四逆汤：治四肢厥冷，腹痛下利。附子 10g，干姜 6g，炙甘草 6g。水煎服。

# 95. 白豆蔻
## 白豆蔻治冷泻，疗痛止痛于乳香

【原文解析】  白豆蔻为草本植物白豆蔻的干燥成熟果实，味辛，性温，归肺、脾、胃经。善治冷泻。

【功效】  化湿，行气，温中，止呕。

【主治】  湿阻中焦、脾胃气滞的脘腹胀满、不思饮食；胃寒呕吐泄泻。

【用法】  3～6g。入汤剂宜后下。

【宜忌】  气虚作呕、热证腹痛者不宜用。

【文献摘录】《开宝本草》：主积冷气，止吐逆反胃，消谷下气。《本草通玄》：白豆蔻，其功全在芳香之气，一经火炒，便减功力；即入汤液，但当研细，乘沸点服尤妙。

　　【附方】　白豆蔻散：治胃寒作吐、作痛。白豆蔻仁 9g，为末，酒送下。

# 96. 乳香
## 白豆蔻治冷泻，疗痈止痛于乳香

　　【原文解析】　乳香为小乔木植物卡氏乳香树及其同属植物皮部渗出的树脂，味辛、苦，性温，归心、肝、脾经。善活血止痛，治疗痈肿。

　　【功效】　活血止痛，消肿生肌。

　　【主治】　血滞瘀阻的风湿痹痛、跌打伤痛、胃脘疼痛、痈疽肿痛、痛经、闭经、肠痈；疮疡溃破久不收口。

　　【用法】　3 ～ 10g。外用适量。

　　【宜忌】　本品味苦，胃弱者慎用。无瘀滞者及孕妇不宜用。

　　【文献摘录】《本草纲目》：消痈疽诸毒，托里护心，活血定痛，伸筋，治妇人产难，折伤。

　　【附方】　乳香定痛散：治疮疡疼痛不可忍。乳香、没药各 6g，寒水石、滑石各 12g，冰片 0.3g。共研为细末，外搽患处。

# 97. 红豆蔻

## 红豆蔻止吐酸，消血杀虫于干漆

【原文解析】　红豆蔻为草本植物大高良姜的成熟果实，味辛，性温，归脾、胃经。善治胃寒呕酸。

【功效】　温中散寒，燥湿健脾。

【主治】　寒湿伤中的脘腹冷痛、呕吐、泄泻；噎膈反胃；消化不良，食滞腹胀。

【用法】　3～5g，煎服或入丸散。

【宜忌】　本品性燥，多服动火伤阴，脾胃有热及阴虚内热者忌服。

【文献摘录】　《玉楸药解》：红豆蔻，调理脾胃，温燥湿寒，开通瘀塞，宣导污浊，亦与草豆蔻无异。惟力量稍健，内瘀极重者宜之。

【附方】　红豆蔻丸：治腹痛体冷，呕沫，不欲食。红豆蔻、荜茇、桂心、白术、当归、人参、干姜各15g，陈皮、川椒、白豆蔻各1.5g，附子30g。共制为丸，每服9g。

# 98. 干漆

## 红豆蔻止吐酸，消血杀虫于干漆

【原文解析】　干漆为乔木植物漆树的树脂干燥品，味辛、苦，性温，有小毒，归肝、胃经。善破血、杀虫。

【功效】　破血祛瘀，通经，杀虫。

【主治】　瘀血阻滞的经闭、癥瘕；虫积腹痛。

【用法】　2～5g，入丸散剂，不宜入煎剂。

【宜忌】　本品破血通经之力较强，故孕妇及无瘀滞者忌用；又能伤营血，损胃气，故虫证体虚者亦不宜用。畏蟹。

【文献摘录】　《本草纲目》：漆性毒而杀虫，降而行血，所主诸症虽繁，其功只在二者而已。

【附方】　干漆散：治胞衣不出，及恶血不行。干漆、当归各30g。共为细末，每服6g，用荆芥酒调服，以下为度。

# 99. 鹿茸

岂不知鹿茸生精血，腰脊崩漏之均补

【原文解析】　鹿茸为梅花鹿或马鹿等雄鹿头上尚未骨化而带毛的鹿角，味甘、咸，性温，归肝、肾经。善益精血，强筋骨，止崩漏。

【功效】　补肾阳，益精血，强筋骨。

【主治】　肾阳不足、精血亏虚的筋骨痿软、畏寒肢冷、阳痿早泄、宫冷不孕、小便频数、头晕耳聋、精神疲乏；小儿发育迟缓；妇女冲任虚寒、带脉不固的崩漏不止、带下过多；疮疡久溃不敛，阴疽内陷不起。

【用法】　1～3g，研细末，每日分3次服。或入丸散。

【宜忌】　服用本品宜从小量开始，缓缓增加，不宜骤用大量，以免阳升风动，头晕目赤，或伤阴动血。凡阴虚阳亢、血分有热、胃火盛或肺有痰热，以及外感热病者均忌服。

【文献摘录】　《神农本草经》：主漏下恶血，寒热惊痫，益气强志，生齿不老。《本草纲目》：生精补髓，养血益阳，强筋健骨，治一切虚损、耳聋、目暗、眩晕、虚痢。

【附方】　茸附汤：治精血俱虚之证。鹿茸、附子各30g。共为细末，分作4剂，水煎服。

# 100. 虎骨

## 虎骨壮筋骨，寒湿毒风之并祛

【原文解析】　虎骨为虎的干燥骨骼，味辛，性温，归肝、肾经。善祛风湿，壮筋骨。现虎骨已不入药，可用其他药物替代。

【功效】　祛风定痛，强筋健骨。

【主治】　风湿证的脚膝痿软，四肢拘挛，关节不利；肝肾不足的筋骨痿弱、下肢无力；惊悸健忘，失眠多梦。

【用法】　3～6g，入丸剂或浸酒服。

【文献摘录】　《玉楸药解》：疗关节气冷，治膝胫肿痛。逐痹通关，强筋健骨，平历节肿痛，愈腰膝痿软。

【附方】　虎潜丸：治肝肾不足，筋骨酸软。黄柏150g，龟甲120g，知母、熟地黄、陈皮、白芍各60g，锁阳45g，虎骨 30g，干姜 15g。共研为细末，蜜丸，每服 9g。

# 101. 檀香
## 檀香定霍乱，而心气之痛愈

【原文解析】　檀香为小乔木植物檀香的干燥木质心材，味辛，性温，归脾、胃、肺经。善治心腹气痛，上吐下泻。

【功效】　理气调中，散寒止痛。

【主治】　寒凝气滞的胸腹疼痛；胃寒作痛、上吐下泻急作。

【用法】　1～3g，煎服或入丸散。

【宜忌】　阴虚火旺，气热吐衄者慎用。

【文献摘录】　《日华子本草》：止心腹痛。《本草备要》：调脾肺，利胸膈，为理气要药。

【附方】　丹参饮：治心腹诸痛。丹参 30g，檀香、砂仁各 5g。水煎服。

# 102. 鹿角
## 鹿角秘精髓，而腰脊之痛除

【原文解析】　鹿角为梅花鹿和各种雄鹿已成长骨化的

角，味咸，性温，归肝、肾经。善治阳痿遗精、腰脊冷痛。

【功效】 补肾助阳，活血散瘀。

【主治】 肾阳不足、精血亏虚的腰脊酸软、畏寒肢冷、阳痿早泄、宫冷不孕、小便频数、头晕耳聋、精神疲乏；虚寒性的疮疡肿毒、瘀血肿痛、乳痈、腰脊筋骨疼痛。

【用法】 5～10g，煎服或研末服。外用磨汁涂或研末敷。

【宜忌】 阴虚火旺者忌服。

【文献摘录】《本草纲目》：生用则散热行血，消肿辟邪；熟用则益肾补虚，强精活血。

【附方】 鹿角丸：治骨虚极，腰脊痛，气衰发落齿槁。鹿角60g，川牛膝45g。共为细末，炼蜜为丸，如梧桐子大，每服70丸，空腹盐汤送下。

# 103. 米醋
## 消肿益血于米醋

【原文解析】 米醋即日常用醋，味酸、苦，性温，归肝、胃经。善消瘀散肿，治产妇血晕。

【功效】 止血散瘀，下气消食，解毒杀虫。

【主治】 产后或外伤出血的血晕；吐血，衄血，大便下血；癥瘕积聚，疝气疼痛；蛔虫腹痛；痈疽肿毒。

【用法】 适量使用，冲服或外用、熏蒸。

【宜忌】　脾胃湿盛者不宜用。

【文献摘录】　《日华子本草》：下气除烦，治妇人心痛血气，并产后及伤损金疮出血昏晕，杀一切鱼肉菜毒。

【附方】　古方：治妇人产后血晕。用醋在室内熏蒸，则患者神气自清。

# 104. 紫苏
## 下气散寒于紫苏

【原文解析】　紫苏为草本植物皱紫苏的叶，味辛，性温，归肺、脾、胃经。善发散风寒，理气宽中。

【功效】　发表散寒，行气宽中，解鱼蟹毒。

【主治】　外感风寒的发热恶寒、头痛鼻塞、咳嗽；脾胃气滞的胸闷呃逆、妊娠呕吐；进食鱼蟹中毒而引起的腹痛、吐泻。

【用法】　3～10g，不宜久煎。

【宜忌】　本品辛散耗气，气虚及表虚者不宜用。

【文献摘录】　《本草纲目》：解肌发表，散风寒，行气宽中，消痰利肺，和血温中，止痛，定喘，安胎，解鱼蟹毒，治蛇犬伤。

【附方】　香苏散：治外感风寒，内有气滞。香附、苏叶各120g，陈皮60g，甘草30g。共为粗末，每服9g，水煎服。

# 105. 扁豆
## 扁豆助脾，则酒有行药破血之用

【原文解析】　扁豆为缠绕草本植物扁豆的种子，味甘，性微温，归脾、胃经。善健脾。

【功效】　健脾，化湿，消暑。

【主治】　脾虚有湿的倦怠乏力、食少便溏；妇女脾虚湿浊下注、白带过多。夏季外感暑湿的脘腹痞闷、呕吐泄泻。

【用法】　10～20g。健脾止泻宜炒用，消暑宜生用。

【文献摘录】　《食疗本草》：疗霍乱吐泻不止，末和醋服之。《本草图经》：主女子带下。《本草纲目》：止泄泻，消暑，暖脾胃，除湿热，止消渴。

【附方】　单方：治霍乱吐泻不止。扁豆20g，为末，醋调服。

# 106. 酒
## 扁豆助脾，则酒有行药破血之用

【原文解析】　酒即日常用酒，味苦、甘、辛，性热，归十二经。善通利血脉，行药势。

【功效】　通利血脉，行药势。

【主治】　风湿痹痛，筋脉挛急；胸痹心痛，脘腹冷痛。

【用法】　适量温饮。或与药同煎，或浸药服用。

【文献摘录】《名医别录》：主行药势，杀百邪恶毒气。《本草拾遗》：通血脉，厚肠胃，润皮肤，散湿气。《医林纂要》：散水，和血，行气，助肾兴阳，发汗。

【附方】　瓜蒌薤白白酒汤：治胸痹。瓜蒌24g，薤白12g。加米酒适量，水煎服。

# 107. 麝香
## 麝香开窍，则葱为通中发汗之需

【原文解析】　麝香为动物林麝、马麝或原麝等成熟雄体香囊中的干燥分泌物，味辛，性温，归心、脾经。善开窍。

【功效】　开窍醒神，活血散结，止痛，催产。

【主治】　神昏惊厥、中风痰厥、惊痫等闭证；血滞瘀阻的疮疡肿毒、癥瘕、经闭；心腹暴痛、跌打损伤、痹证诸痛；胎死腹中，胎衣不下。

【用法】　0.06～0.1g，入丸散剂。外用适量。

【宜忌】　孕妇忌用。

【文献摘录】《本草纲目》：麝香走窜，能通诸窍之不利，开经络之壅遏。

【附方】　安宫牛黄丸：治热陷心包，神昏谵语。牛黄、郁金、犀角、黄连、黄芩、山栀、朱砂、雄黄各30g，麝香、冰片各7.5g，珍珠15g。研极细末，炼蜜为丸，金箔为衣，每丸 3g，每服 1 丸。

# 108. 葱白

## 麝香开窍，则葱为通中发汗之需

【原文解析】　葱白为草本植物葱近根部的鳞茎，味辛，性温，归肺、胃经。善发汗散寒，温通阳气。

【功效】　发汗解表，散寒通阳，解毒散结。

【主治】　风寒表证的恶寒、无汗、头痛；寒凝气阻的腹部冷痛、小便不通；阴寒内盛的四肢厥冷、腹泻、脉微；外用于疮痈疔毒。

【用法】　3 ～ 10g。外用适量。

【宜忌】　不宜与蜂蜜共同内服。

【文献摘录】　《本草从新》：发汗解肌，通上下阳气。

【附方】　葱豉汤：治外感风寒轻证。葱白 5 根，淡豆豉 10g。水煎服。

# 109. 五灵脂

## 尝观五灵脂治崩漏，理血气之刺痛

【原文解析】　五灵脂为复齿鼯鼠或其他近缘动物的粪

便，味苦、甘，性温，归肝经。善止崩漏，理气血。

【功效】　活血止痛，化瘀止血。

【主治】　瘀血阻滞的痛经、经闭，产后瘀阻腹痛，胸痛，脘腹疼痛；出血而内有瘀滞的妇女崩漏、月经过多；外用于蛇虫咬伤。

【用法】　3～10g，包煎，或入丸、散用。外用适量。

【宜忌】　人参畏五灵脂。

【文献摘录】《本草衍义补遗》：凡血崩过多者，半炒半生，酒服，能行血止血，治血气刺痛等症。

【附方】　失笑散：治瘀血内阻，心腹剧痛。五灵脂、蒲黄各等份。共为细末，每服 6g，黄酒或醋冲服。

# 110. 血竭

## 麒麟竭止血出，疗金疮之伤折

【原文解析】　麒麟竭即血竭，为藤本植物麒麟竭及其同属植物的果实和树干渗出的树脂，味甘、咸，性平，归心、肝经。善止血，疗跌打损伤。

【功效】　外用止血生肌敛疮，内服活血散瘀止痛。

【主治】　外伤出血，溃疡不敛；跌打损伤，瘀血肿痛，妇女经闭痛经，产后瘀阻腹痛。

【用法】　外用适量，研末敷。内服每次 1～1.5g，入丸散。

【宜忌】　无瘀血者不宜服。

【文献摘录】　《海药本草》：伤折打损，一切疼痛，血气搅刺，内伤血聚。《本草纲目》：乳香、没药虽主血病，而兼入气分，此则专入血分。

【附方】　血竭散：治皮骨破折。血竭 120g，大黄 36g，自然铜 6g。共为末，姜汁调涂。

# 111. 麋茸
## 麋茸壮阳以助肾

【原文解析】　麋茸为麋鹿头上尚未骨化而带毛的角，味甘、咸，性温，归肝、肾经。功能壮阳，补精，强筋，益血。主治用法宜忌与鹿茸大致相同，详参 99 条鹿茸。

【文献摘录】　《本草求真》：麋、鹿虽分有二，然总不外填补精髓，坚强筋骨，长养气血而为补肝滋肾之要药也。

# 112. 当归
## 当归补虚而养血

【原文解析】　当归为草本植物当归的根，味甘、辛，性温，归肝、心、脾经。善补血活血。

【功效】　补血，活血，止痛，润肠。

【主治】　血虚亏损的面色萎黄、眩晕、心悸、失眠；月经不调，经闭痛经；瘀血作痛，跌打损伤，痹痛麻木；痈疽疮疡；血虚肠燥便秘。

【用法】　5 ～ 15g。补血用当归身，破血用当归尾，和血用全当归。酒制可加强活血功效。

【宜忌】　湿盛中满、大便泄泻者忌服。

【文献摘录】《本草纲目》：治头痛、心腹诸痛，润肠胃、筋骨、皮肤，治痈疽，排脓止痛，和血补血。

【附方】　当归补血汤：治劳倦内伤，气虚血弱。黄芪30g，当归 6g。水煎服。

# 113. 乌贼骨

## 乌贼骨止带下，且除崩漏目翳

【原文解析】　乌贼骨为曼式无针乌贼或金乌贼的内贝壳，味咸、涩，性微温，归肝、肾经。善收敛止带止血，除目翳。

【功效】　收敛止血，固精止带，制酸止痛，收湿敛疮，除目翳。

【主治】　崩漏下血，肺胃出血；男子遗精，妇女带下；胃痛吐酸。外用于创伤出血，湿疮湿疹，目生翳障。

【用法】　6 ～ 12g；研末吞服每次 1.5 ～ 3g。外用适量，研末撒或调敷。

　　【宜忌】　本品性微温，能伤阴助热，故阴虚多热者不宜服。

　　【文献摘录】《神农本草经》：主女子赤白漏下经汁。《名医别录》：止疮多脓汁不燥。

　　【附方】《食疗本草》方：治目中一切浮翳。乌贼鱼骨，研极细，和蜜点之。

# 114. 鹿角胶
## 鹿角胶住血崩，能补虚羸劳绝

　　【原文解析】　鹿角胶为鹿角经煎熬浓缩而成的胶状物，味甘、咸，性温，归肝、肾经。善止阳虚出血，培补精血。

　　【功效】　补肾阳，益精血，止血。

　　【主治】　肾阳不足、精血亏虚，虚劳羸瘦；虚寒性的吐血、衄血、尿血、崩漏；疮疡久溃不敛，阴疽内陷不起。

　　【用法】　5～10g，用开水或黄酒加温烊化服，或入丸散膏剂。

　　【宜忌】　阴虚火旺者忌服。

　　【文献摘录】《本经逢原》：鹿角，生用则散热行血，消肿辟邪；熬胶则益阳补肾，强精活血，总不出通经脉、补命门之用。但胶力稍缓，不能如茸之力峻耳。

　　【附方】　龟鹿二仙胶：治肾气衰弱，精血不足。鹿角

500g，龟甲 250g，枸杞子 150g，人参 50g。缓火熬炼成胶，每晨服 3g，清酒调化，淡盐汤送下。

# 115. 白花蛇

## 白花蛇治瘫痪，除风痒之癣疹

【原文解析】　白花蛇为除去内脏的五步蛇的干燥全体，味甘、咸，性温，有毒，归肝经。善祛风，可治中风瘫痪，风疹瘙痒。

【功效】　祛风，活络，定惊。

【主治】　中风后半身不遂，口眼歪斜，肢体麻木；风湿痹痛，筋脉拘挛；急慢惊风或破伤风的抽搐痉挛，角弓反张，小儿口撮；麻风，顽癣，皮肤瘙痒。

【用法】　3 ～ 10g。研末服 1 ～ 1.5g。

【宜忌】　血虚生风者忌用。

【文献摘录】　《本草纲目》：能透骨搜风，截惊定搐，为风痹、惊搐、癫癣恶疮要药。取其内走脏腑，外彻皮肤，无处不到也。

【附方】　驱风膏：治风瘫疬风，遍身疥癣。白花蛇肉120g，天麻 210g，薄荷、荆芥各 8g。为末，加好酒 2L，蜜120g，石器熬成膏，每服 9g。

# 116. 乌梢蛇
## 乌梢蛇疗不仁，去疮疡之风热

【原文解析】　乌梢蛇为除去内脏的乌梢蛇的干燥全体，味甘，性平，归肝经。可治疗风湿麻木不仁，风热疮疡。

【功效】　祛风，活络，定惊。

【主治】　风湿痹痛，筋脉拘挛；肢体麻木、口眼歪斜；风热疮疡、疥癣、皮肤瘙痒；小儿急慢惊风、破伤风。

【用法】　5～10g。研末吞服每次2～3g。

【文献摘录】　《本草纲目》：功与白花蛇同，而性善无毒。

【附方】　三味乌蛇散：治一切干湿癣。乌梢蛇30g，干荷叶15g，枳壳1g。共为细末，每服3g，蜜酒调下。

# 117. 乌药
## 乌药有治冷气之理

【原文解析】　乌药为灌木或小乔木植物乌药的根，味辛，性温，归肺、脾、肾、膀胱经。善除寒气。

【功效】　行气止痛，温肾散寒。

【主治】　寒郁气滞的胸闷、胁痛、脘腹胀痛、寒疝腹痛、痛经；肾阳不足、膀胱虚寒的小便频数、遗尿。

【用法】　3～10g。

【宜忌】　气血不足者慎用。

【文献摘录】　《本草衍义》：乌药，和来气少，走泄多，但不甚刚猛。与沉香同磨作汤，治胸腹冷气，甚稳当。《本草纲目》：乌药，辛温香窜，能散诸气。

【附方】　暖肝煎：治肝肾阴寒，小腹疼痛、疝气。乌药、当归、小茴香、茯苓各6g，枸杞9g，肉桂、沉香各3g，生姜3片。水煎服。

# 118. 禹余粮
## 禹余粮乃疗崩漏之因

【原文解析】　禹余粮为粉末状的针铁矿矿石，味甘、涩，性平，归胃、大肠经。善收敛止血，治崩漏。

【功效】　涩肠止泻，收敛止血。

【主治】　下焦不固、肠滑不禁的久泻久痢；崩漏下血，带下不止。

【用法】　10～20g。

【宜忌】　本品功专收涩，实证忌用。孕妇慎用。

【文献摘录】　《本草纲目》：禹余粮，手足阳明血分重剂也，其性涩，故主下焦前后诸病。《本草求真》：禹余粮功与赤石脂相同，而禹余粮之质，重于石脂，石脂之温，过于余粮，不可不辨。

【附方】 赤石脂禹余粮汤：治泻痢不止。赤石脂、禹余粮各 15g。水煎服。

# 119. 巴豆
## 巴豆利痰水，能破寒积

【原文解析】 巴豆为乔木植物巴豆的成熟种子，味辛，性热，有大毒，归胃、大肠、肺经。善祛痰逐水，峻下寒积。

【功效】 泻下冷积，逐水退肿，祛痰利咽。

【主治】 寒邪食积的急性腹满胀痛、大便不通，甚则气急暴厥；大腹水肿；喉痹的痰涎壅塞，呼吸急促，甚则窒息欲死；外用可蚀疮，用于痈肿脓成未溃，疥癣恶疮。

【用法】 制霜用，0.1 ～ 0.3g，入丸散。外用适量。

【宜忌】 服巴豆时，不宜食热粥、饮开水等热物，以免加剧泻下。服巴豆后如泻下不止者，用黄连、黄柏煎汤冷服，或食冷粥以缓解。体弱者及孕妇忌用。畏牵牛。

【文献摘录】 《本草通玄》：巴豆禀阳刚雄猛之性，有斩关夺门之功，气血未衰，积邪坚固者，诚有神功。老羸衰弱之人，轻妄投之，祸不旋踵。巴豆、大黄，同为攻下之剂，但大黄性冷，腑病多热者宜之；巴豆性热，脏病多寒者宜之。

【附方】 三物备急丸：治心腹胀满，卒痛便闭。大黄、巴豆、干姜各 30g。共研细末，蜜和为丸，每服 0.6 ～ 1.5g。

# 120. 独活
## 独活疗诸风，不论久新

【原文解析】　独活为草本植物重齿毛当归的根，味辛、苦，性温，归肝、肾、膀胱经。善祛风胜湿，无论外感初起、风湿久痹，均可应用。

【功效】　祛风湿，止痛，解表。

【主治】　风湿痹痛，颈项僵滞，腰腿疼痛，两足痿痹；风寒表证，兼有湿邪；少阴头痛；皮肤湿痒。

【用法】　3～10g。

【宜忌】　本品温燥，气血不足者不宜用。

【文献摘录】　《药性论》：主中诸风湿冷，奔喘逆气，皮肤苦痒，手足挛痛，劳损，主风毒齿痛。

【附方】　独活寄生汤：治风寒湿痹，腰膝疼痛。独活9g，桑寄生、杜仲、牛膝、细辛、秦艽、茯苓、桂心、防风、川芎、人参、甘草、当归、白芍、干地黄各6g。水煎服。

# 121. 山茱萸
## 山茱萸治头晕遗精之药

【原文解析】　山茱萸为小乔木植物山茱萸除去果核的果肉，味酸，性微温，归肝、肾经。善治肝肾亏虚的头晕、遗精。

【功效】  补益肝肾，收敛固涩。

【主治】  肝肾亏虚的头晕耳鸣、腰膝酸软、阳痿；遗精滑精、小便不禁、虚汗不止；妇女月经过多、崩漏。

【用法】  5～10g，入汤剂或丸散。急救固脱可用至30g。

【宜忌】  本品温补收敛，素有湿热及小便不利者不宜用。

【文献摘录】《本草蒙筌》：温肝补肾，兴阳道以长阴茎；益髓固精，暖腰膝而助水脏。女人可匀经候，老者能节小便。除一切风邪，却诸般气证。通九窍，去三虫。轻身明目。

【附方】  草还丹：益元阳，补元气，固元精，壮元神。山茱萸500g，补骨脂250g，当归120g，麝香3g。共为细末，炼蜜丸如梧桐子大。每服81丸，临卧酒盐汤下。

# 122. 白石英
## 白石英医咳嗽吐脓之人

【原文解析】  白石英属矿物，主要为二氧化硅，味甘、辛，性温，归肺、肾、心经。善治肺寒咳嗽，肺痈吐脓。

【功效】  温肺肾，利小便，安心神。

【主治】  肺气虚寒的咳嗽气喘，肺痈吐脓；肾阳不足的阳痿、消渴；肾气虚乏、不能化水的水肿腹满、小便不利；心神不宁，惊悸健忘。

【用法】  10～15g，宜布包先煎。

【宜忌】　阴虚火旺者忌服。

【文献摘录】　《本草纲目》：治瘘痹肺痈枯燥之病，但系石类，只可暂用，不宜久服。

【附方】　白石英汤：治肺虚少气咳嗽。白石英 12g，五味子、茯苓、附子、人参各 10g，甘草 6g。水煎服。


# 123. 厚朴
### 厚朴温胃而去呕胀，消痰亦验

【原文解析】　厚朴为乔木植物厚朴的干皮、枝皮及根皮，味苦、辛，性温，归脾、胃、肺、大肠经。善温胃燥湿，下气消痰。

【功效】　行气，燥湿，消积，平喘。

【主治】　湿阻、食积、气滞所致的脘腹胀满，恶心呕吐，积滞便秘；气喘咳嗽痰多。

【用法】　3～10g。

【宜忌】　体虚者及孕妇慎用。

【文献摘录】　《药性论》：主疗积年冷气，腹内雷鸣，虚吼，宿食不消，除痰饮，去结水，破宿血，消化水谷，止痛。大温胃气，呕吐酸水，主心腹满。

【附方】　厚朴温中汤：治脾胃伤于寒湿，脘腹胀满。厚朴、陈皮各 30g，炙甘草、茯苓、草豆蔻、木香各 15g，干姜 2g，生姜 3 片。水煎服。

# 124. 肉桂
## 肉桂行血而疗心痛，止汗如神

【原文解析】  肉桂为乔木植物肉桂的干皮或粗枝皮，味辛、甘，性热，归肾、脾、心、肝经。善温通经脉以行血，可治心腹冷痛，止阳虚冷汗。

【功效】  补火助阳，散寒止痛，温通经脉。

【主治】  肾阳不足的畏寒肢冷、腰膝软弱、阳痿尿频；脾肾阳虚的心腹冷痛，四肢厥冷；心阳不足的冷汗自汗；寒湿痹痛，脘腹冷痛，寒凝血瘀的痛经；气虚血寒的阴疽，脓成不溃，溃久不敛。

【用法】  2～5g，入汤剂宜后下。研末冲服每次1～2g。

【宜忌】  阴虚火旺，内有实热，血热妄行者及孕妇忌用。

【文献摘录】 《本草汇言》：肉桂，治沉寒痼冷之药也。凡元虚不足而亡阳厥逆，或心腹痛而呕吐泄泻，或心肾久虚而痼冷怯寒，或奔豚寒疝而攻冲欲死，或胃寒蛔出而心膈满胀，或气血冷凝而经脉阻遏，假此味厚甘辛大热，下行走里之物，壮命门之阳，植心肾之气，宣导百药，无所畏避，使阳长则阴自消，而前诸证自退矣。

【附方】  桂心散：治冷气攻心，腹痛多呕，不欲饮食。桂心、高良姜、人参、当归各30g，草豆蔻45g，厚朴60g。为散服，每服9g。

# 125. 鲫鱼
## 是则鲫鱼有温胃之功

【原文解析】　鲫鱼是鲫鱼的肉或全体，味甘，性温，归脾、胃、大肠经。善温胃。

【功效】　温胃，健脾，利湿。

【主治】　脾胃虚弱的倦怠乏力，食少便溏；脾虚湿滞的水肿、淋证、痢疾、便血；外用于疮疡不愈。

【用法】　适量煮食。外用适量，捣敷或煅存性研末调敷。

【文献摘录】　《医林纂要》：鲫鱼性和缓，能行水而不燥，能补脾而不濡，所以可贵耳。《本经逢原》：鲫鱼，有反厚朴之戒，以厚朴泄胃气，鲫鱼益胃气。凡煅，俱不可去鳞，以鳞有止血之功也。

【附方】　鹘突羹：治脾胃气冷，不能下食，虚弱无力。鲫鱼1尾，细切作脍，入沸豉汤中，着胡椒、干姜、莳萝、橘皮各等份，为末，空腹食之。

# 126. 代赭石
## 代赭乃镇肝之剂

【原文解析】　代赭石为赤铁矿矿石，主含三氧化二铁，味苦，性寒，归肝、心经。善镇肝降逆。

【功效】　平肝潜阳，降逆下气，凉血止血。

【主治】　肝阳上亢的头痛、眩晕；肺胃气逆的嗳气、呃逆、呕吐、气喘；血热妄行的吐血、衄血、崩漏；难产胎衣不下。

【用法】　10～30g。打碎先煎。

【宜忌】　孕妇慎用。

【文献摘录】　《医学衷中参西录》：能生血兼能凉血，其质重坠，又善镇逆气，降痰涎，止呕吐，通燥结，用之得当，能建奇效。

【附方】　镇肝熄风汤：治肝阳上亢。牛膝、代赭石各30g，龙骨、牡蛎、龟甲、杭芍、玄参、天冬各15g，川楝子、麦芽、茵陈、甘草各6g。水煎服。

# 127. 沉香

## 沉香下气补肾，定霍乱之心痛

【原文解析】　沉香为乔木植物沉香及白木香含有黑色树脂的木材，味辛、苦，性温，归脾、胃、肾经。善温降下气，有温肾纳气，行气止痛之功。

【功效】　温肾纳气，行气止痛，降逆调中。

【主治】　下元虚冷、肾不纳气的虚喘；上盛下虚的痰饮咳嗽；寒凝气滞的胸腹胀闷作痛；胃寒呕吐呃逆。

【用法】　3～10g，水煎服。1～1.5g，研末冲服或磨汁服。

【宜忌】　本品辛温助热，阴虚火旺者慎用。

【文献摘录】《医林纂要》：坚肾，补命门，温中，燥湿，泻心，降逆气，凡一切不调之气，皆能调之。

【附方】　四磨汤：治上气喘急，心下痞满。人参、槟榔、沉香、乌药各9g。水煎服。

# 128. 橘皮
## 橘皮开胃祛痰，导壅滞之逆气

【原文解析】　橘皮为小乔木植物橘及其同属多种植物的成熟果实的果皮，味辛、苦，性温，归脾、肺经。善降气化痰，开胃调中。

【功效】　理气，调中，燥湿，化痰。

【主治】　脾胃气滞的脘腹胀满、嗳气、恶心呕吐；湿浊中阻的胸闷腹胀、纳呆倦怠、大便溏薄；肺失宣降的咳嗽痰多。

【用法】　3～10g。和胃宜橘白，消痰宜橘红。

【宜忌】　本品辛散苦燥，内有实热或阴虚燥咳者不宜用。

【文献摘录】《本草纲目》：橘皮，苦能泻能燥，辛能散，温能和。其治百病，总是取其理气燥湿之功。同补药则补，同泻药则泻，同升药则升，同降药则降。脾乃元气之母，肺乃摄气之籥，故橘皮为二经气分之药，但随所配而补泻升降也。

【附方】 二陈汤：治湿痰咳嗽。陈皮、半夏各15g，茯苓9g，甘草5g。水煎服。

# 温 性 药

## 129. 木香
木香理乎气滞

【原文解析】 木香为草本植物木香的根，味辛、苦，性温，归脾、胃、大肠、胆经。善行气。

【功效】 行气，调中，止痛。

【主治】 脾胃气滞的食欲不振、食积不化、脘腹胀痛、肠鸣泄泻；下痢腹痛、里急后重。

【用法】 3～10g。行气宜生用，止泻宜煨用。

【宜忌】 本品辛温香燥，阴虚火旺者慎用。

【文献摘录】 《本经逢原》：生用理气，煨熟止泻。木香气香味浓，不独沉而下降，盖能理胃以下气滞，乃三焦气分之药。兼入肺、脾、肝三经，能升降诸气。

【附方】 香连丸：治赤白下痢，里急后重。木香60g，黄连（吴茱萸炒）25g。醋糊为丸，梧桐子大，每服20丸。

# 130. 半夏

## 半夏主于湿痰

【原文解析】　半夏为草本植物半夏的块茎，味辛，性温，有毒，归脾、胃、肺经。善燥湿化痰。

【功效】　燥湿化痰，降逆止呕，消痞散结。

【主治】　脾湿不化的痰涎壅滞、咳嗽气逆；胃气上逆的恶心呕吐；气郁痰结的胸脘痞闷，梅核气，瘿瘤痰核；外用于痈疽肿毒。

【用法】　5～10g。外用适量，研末用酒调敷。

【宜忌】　本品辛温燥烈，阴虚燥咳、血证、热痰等证忌用。反乌头。

【文献摘录】　《药性论》：消痰，下肺气，开胃健脾，止呕吐，去胸中痰满。生者摩痈肿，除瘤瘿气。

【附方】　小半夏汤：治痰饮呕吐。半夏12g，生姜10g。水煎服。

# 131. 苍术

## 苍术治目盲，燥脾去湿宜用

【原文解析】　苍术为草本植物茅苍术（南苍术）或北苍术的根茎，味辛、苦，性温，归脾、胃经。善燥湿健脾，明目。

【功效】  燥湿健脾，祛风湿，明目。

【主治】  湿阻中焦的脘腹胀满，食欲不振，恶心呕吐，倦怠乏力；外感风湿的身重疼痛；风寒湿痹，足膝肿痛；山岚瘴气，秽浊湿邪；夜盲症，眼目昏涩。

【用法】  5～10g。

【宜忌】  本品苦温燥烈，故阴虚内热、气虚多汗者忌用。

【文献摘录】  《珍珠囊》：能健胃安脾，诸湿肿非此不能除。《本草正义》：苍术，气味雄厚，较白术愈猛，能彻上彻下，燥湿而宣化痰饮，芳香辟秽，胜四时不正之气，故时疫之病多用之。

【附方】  平胃散：治湿滞脾胃。苍术15g，厚朴、陈皮各9g，甘草4g。水煎服。

# 132. 萝卜

## 萝卜去膨胀，下气制面尤堪

【原文解析】  萝卜为草本植物萝卜的块根，味辛、甘，生者性凉，熟者性温，归脾、胃、肺经。善下气除胀，消化面食。

【功效】  消食化积，降气化痰。

【主治】  食积不化，中焦气滞，脘腹胀满；痰饮内盛，咳嗽喘满。

【用法】  30～50g，捣汁服，或煮食。

【宜忌】　气虚、无食积者慎用。

【文献摘录】　《日用本草》：宽胸膈，利大小便。熟食之，化痰消谷；生啖之，止渴宽中。

【附方】　单方：治脘腹胀满。萝卜适量，调味煮食服。

# 133. 钟乳石
## 况夫钟乳粉补肺气，兼疗肺虚

【原文解析】　钟乳石属矿物，主含碳酸钙，味甘，性温，归肺、肾经。善益气补肺。

【功效】　温肺平喘，助阳纳气，利窍通乳。

【主治】　肺虚劳嗽，咳痰喘急，冷哮痰喘；肾阳虚衰的阳痿遗精；肝肾不足的两目昏暗；妇女产后气血亏虚的乳汁不下。

【用法】　10～15g，入汤剂或丸散剂。

【宜忌】　痰热咳嗽及阴虚火旺者忌服。

【文献摘录】　《神农本草经》：主咳逆上气，明目益精，安五脏，通百节，利九窍，下乳汁。《名医别录》：益气补虚烦，疗脚弱疼冷，下焦伤竭，强阴。

【附方】　《十便良方》方：治吐血损肺。炼成钟乳粉，每服6g，糯米汤下。

# 134. 青盐

## 青盐治腹痛，且滋肾水

【原文解析】    青盐即矿物石盐，主含氯化钠，味咸，性寒，归心、胃、肾经。善滋肾水，治心腹痛。

【功效】    涌吐，清火，凉血，解毒。

【主治】    食停上脘，心腹胀痛，胸中痰癖；小便不通；虚火上炎喉痛、慢性便秘；外用于目痛赤涩、齿龈出血、肾虚牙痛。

【用法】    2～20g，大剂量用于催吐，宜炒黄，沸汤溶化温服。外用适量。

【宜忌】    水肿、消渴、喘嗽者忌服。

【文献摘录】《本草纲目》：盐为百病之主，无病不用之。故服补肾药用盐汤者，咸归肾，引药气入本脏也；补心药用炒盐者，心苦虚，以咸补之也；补脾药用炒盐者，虚则补其母，脾乃心之子也；治积聚结核用之者，咸能软坚也；诸痈疽眼目及血病用之者，咸走血也；诸风热病用之者，寒胜热也；大小便病用之者，咸能润下也；骨病齿病用之者，肾主骨，咸入骨也；吐药用之者，咸引水聚也；……诸蛊及虫伤用之者，取其解毒也。

【附方】    盐汤探吐方：治宿食停滞，心腹坚满痛。极咸盐汤，每服2L，服后探吐，以吐尽宿食为度。

# 135. 山药

## 山药而腰湿能医

【原文解析】　山药为蔓生草本植物薯蓣的块根，味甘，性平，归脾、肺、肾经。善益气养阴固涩。"腰湿"指遗精、带下等病。

【功效】　益气养阴，补脾肺肾。

【主治】　脾虚气弱的食少便溏；肺虚久咳、虚喘；肾虚遗精、尿频；脾虚有湿、肾虚不固的妇女白带过多；消渴证。

【用法】　10～30g，大量60～250g。研末吞服，每次6～10g。补阴宜生用，健脾止泻宜炒黄用。

【宜忌】　故湿盛中满或有积滞者忌服。

【文献摘录】《本草正》：山药，能健脾补虚，滋精固肾，治诸虚百损，疗五劳七伤，第其气轻性缓，非堪专任，故补脾肺必主参术，补肾水必君茱地，涩带浊须破故同研，固遗泄仗菟丝相济。

【附方】　清带汤：治脾虚带下。山药30g，龙骨、牡蛎各18g，海螵蛸12g，茜草9g。水煎服。

# 136. 阿胶
## 阿胶而痢嗽皆止

**【原文解析】**　阿胶为驴皮经漂泡去毛后熬制而成的胶块，味甘，性平，归肺、肝、肾经。善治虚劳咳嗽、血痢不止。

**【功效】**　补血止血，滋阴润肺。

**【主治】**　血虚证的眩晕心悸等症；吐血、衄血、便血、血痢、崩漏；阴虚心烦、失眠；肺阴亏虚的咳喘咽干痰少，痰中带血；燥热伤肺的干咳无痰、咽干气喘。

**【用法】**　5～10g。开水或黄酒化服；入汤剂烊化服。

**【宜忌】**　本品性质黏腻，有碍消化。脾胃虚弱者忌服。

**【文献摘录】**　《用药法象》：止血安胎，兼除嗽痢。

**【附方】**　阿胶散：治肺虚咳嗽，痰中带血。阿胶45g，马兜铃15g，牛蒡子、甘草各8g，杏仁6g，糯米30g。共为末，每服3～6g。

# 137. 赤石脂
## 赤石脂治精浊而止泻，兼补崩中

**【原文解析】**　赤石脂为红色高岭土，主含含水硅酸铝，味甘、酸、涩，性温，归大肠、胃经。善涩精、止泻、止血。

【功效】　内服涩肠止泻，止血。外用收涩生肌，敛疮。

【主治】　下焦不固的泻痢不止，便血脱肛，遗精滑精；妇女崩漏、带下，日久不止；外用于溃疡、湿疮、外伤出血。

【用法】　10～20g，入汤剂；或入丸散剂。外用适量，研细末撒或调敷。

【宜忌】　湿热积滞者忌服。孕妇慎用。

【文献摘录】　《名医别录》：治腹痛泄澼，下痢赤白，小便利，及痈疽疮痔，女子崩中漏下，产难，胞衣不出。

【附方】　桃花汤：治下痢便脓血不止。赤石脂 30g，干姜 10g，粳米 15g。水煎服。

# 138. 阳起石
## 阳起石暖子宫以壮阳，更疗阴痿

【原文解析】　阳起石多为矿物透闪石，主含硅酸镁、硅酸钙和硅酸铁，味咸，性微温，归肾经。善温肾壮阳，治男子阳痿、女子不孕。

【功效】　温肾壮阳。

【主治】　肾阳虚衰的男子阳痿、女子宫冷不孕；下焦虚寒的腰膝冷痹。

【用法】　3～6g，入丸散。

【宜忌】　阴虚火旺者忌用。不宜久服。

【文献摘录】　《药性论》：补肾气精乏，腰痛膝冷湿痹，能暖女子子宫久冷，冷瘕寒瘕，止月水不定。《本草纲目》：阳起石，右肾命门气分药也，下焦虚寒者宜用之，然亦非久服之物。

　　【附方】　阳起石丸：治冲任不交，虚寒之极。阳起石6g，鹿茸3g。醋煎艾汁为丸服。

# 139. 紫菀
## 诚以紫菀治嗽

　　【原文解析】　紫菀为草本植物紫菀的根及根茎，味苦、甘，性微温，归肺经。善治咳嗽。

　　【功效】　化痰止咳。

　　【主治】　各种咳嗽。如外感风寒的痰多咳嗽；肺热壅塞的肺痈咳嗽；肺虚久咳，痰中带血。

　　【用法】　5～10g。

　　【文献摘录】《本草正义》：紫菀柔润有余，虽曰苦辛而温，非燥烈可比。专能开泄肺郁，定喘降逆，宣通窒滞。

　　【附方】　紫菀汤：治妊娠咳嗽不止，胎动不安。紫菀6g，天冬6g，甘草、杏仁、桑白皮各5g，桔梗3g。水煎服。

# 140. 防风

## 防风祛风

【原文解析】　防风为草本植物防风的根，味辛、甘，性微温，归膀胱、肝、脾经。善祛风。

【功效】　祛风解表，胜湿，止痛，解痉。

【主治】　外感风寒的头痛、身痛、恶寒；皮肤瘙痒；风寒湿痹，四肢挛急；破伤风的抽搐痉挛，牙关紧闭。

【用法】　3～10g，入煎剂、酒剂或丸散。

【宜忌】　本品主用于外风，血虚发痉者慎用。

【文献摘录】　《本草汇言》：防风辛温轻散，润泽不燥，能发邪从毛窍出，故外科痈疮肿毒，疮痍风癞诸证亦必需也。

【附方】　玉真散：治破伤风。天南星、防风、白芷、天麻、羌活、白附子各等份。共研为末。每服6g，热酒送服；亦可外敷伤处。

# 141. 苍耳子

## 苍耳子透脑止涕

【原文解析】　苍耳子为草本植物苍耳的果实，味辛、苦，性温，有小毒，归肺经。善治鼻渊浊涕。

【功效】　通鼻窍，祛风湿，止痛。

【主治】　鼻渊症的时流浊涕、不闻香臭、头痛；外感风寒的头风头痛；风湿痹痛，四肢拘挛；癣疥湿疮瘙痒。

【用法】　3～10g，入汤剂或丸散剂。

【宜忌】　血虚头痛不宜用。

【文献摘录】　《要药分剂》：治鼻渊鼻瘜，断不可缺，能使清阳之气上行颠顶也。《本草备要》：甘苦性温。善发汗，散风湿，上通脑顶，下行足膝，外达皮肤。治头痛目暗，齿痛鼻渊，肢挛痹痛，瘰疬疮疥，遍身瘙痒。

【附方】　苍耳子散：治风热上攻的鼻渊。苍耳子60g，薄荷、辛夷各15g，白芷30g。共研细末，每服6g，葱茶调服。

# 142. 威灵仙
## 威灵仙宣风通气

【原文解析】　威灵仙为藤本植物威灵仙或铁线莲的根，味辛、咸，性温，归膀胱经。善宣散风邪，走窜通气。

【功效】　祛风湿，通经络，止痹痛，治骨鲠。

【主治】　风湿痹痛，筋脉拘挛，腰膝冷痛；风寒湿邪引起的痰水积聚；诸骨鲠咽。

【用法】　5～10g。治骨鲠可用30g。

【宜忌】　本品性走窜，久服易伤正气，体弱者慎用。

【文献摘录】《本草备要》：其性善走，能宣疏五脏，通行十二经络。治中风头风，痛风顽痹，癥瘕积聚，痰水宿脓，黄疸浮肿，大小肠秘，风湿痰气，一切冷痛。性极快利，积疴不痊者，服之有捷效。然疏泄真气，弱者慎用。

【附方】《普济方》方：治手足麻痹，时发疼痛。威灵仙 15g，生川乌、五灵脂各 12g。共研为末，醋糊丸，梧子大。每服 7 丸，盐汤下。

# 143. 细辛
## 细辛去头风，止嗽而疗齿痛

【原文解析】　细辛为草本植物细辛的全草，味辛，性温，归肺、肾经。善祛头风，止寒嗽，疗齿痛。

【功效】　祛风，散寒止痛，温肺化饮，宣通鼻窍。

【主治】　偏正头痛、牙痛、风湿痹痛；外感风寒的头身疼痛；寒饮伏肺的咳嗽气喘、痰多清稀；鼻渊证的鼻塞头痛、时流清涕；外用于口舌生疮。

【用法】　1.5～3g。外用适量，外敷或研末吹鼻。

【宜忌】　本品药性猛烈，耗散正气，故用量不宜过大。气虚多汗、阴虚阳亢头痛、阴虚肺热咳嗽等均忌用。反藜芦。

【文献摘录】《本草别说》：细辛，若单用末，不可过半钱匕，多则气闷塞，不通者死。《本草正义》：细辛，芳香最烈，故善开结气，宣泄郁滞，而能上达颠顶，通利耳目，旁达百骸，无微不至，内之宣络脉而疏通百节，外之行孔窍而直透肌肤。

**【附方】** 细辛散：治风冷头痛。细辛、川芎各 30g，附子 15g，麻黄 1g。上细切，入连根葱白、姜、枣。每服 6g。

# 144. 艾叶
## 艾叶治崩漏，安胎而医痢红

**【原文解析】** 艾叶为灌木状草本植物艾的叶片，味苦、辛，性温，归肝、脾、肾经。善治崩漏、胎动不安、久痢下血属虚寒者。

**【功效】** 温经止血，散寒止痛。

**【主治】** 虚寒性的出血证，如崩漏下血；下焦虚寒的腹中冷痛，月经不调，经行腹痛，宫冷不孕，胎动不安；腹中寒痛，久痢脓血不愈；外用于湿疹瘙痒。

**【用法】** 3～10g。外用适量。炒用以止血，生用以散寒止痛，艾绒用以烧灸。

**【文献摘录】** 《药性论》：止崩血，安胎，止腹痛。苦酒作煎，治癣，止赤白痢。

**【附方】** 胶艾汤：治血虚寒滞，月经过多，或胎动不安，或产后下血。艾叶、川芎、当归各 9g，阿胶、甘草各 6g，芍药、干地黄各 12g。水煎服。

# 145. 羌活

## 羌活明目去风，除筋挛肿痛

【原文解析】　羌活为草本植物羌活的根茎及根，味辛、苦，性温，归膀胱、肾经。善祛风胜湿，治筋脉拘挛肿痛、目赤疼痛。

【功效】　解表散寒，祛风胜湿，止痛。

【主治】　外感风寒的恶寒发热、身痛头痛；风湿痹证的肢节疼痛、筋脉拘挛、肩背酸痛；风热上攻的目赤肿痛。

【用法】　3～10g。

【宜忌】　本品升散温燥，气血不足者不宜用。

【文献摘录】　《珍珠囊》：治太阳经头痛，去诸骨节疼痛。

【附方】　羌活胜湿汤：治外感风湿，头项腰脊强痛。羌活、独活各9g，藁本、川芎、防风、甘草各6g，蔓荆子3g。水煎服。

# 146. 白芷

## 白芷止崩治肿，疗痔漏疮痈

【原文解析】　白芷为草本植物白芷的根，味辛，性温，归肺、胃经。善止崩漏，治创肿，疗痔漏，愈疮痈。

【功效】　解表，祛风燥湿，消肿排脓，止痛。

【主治】　外感风寒的头痛鼻塞；阳明经头痛、眉棱骨痛、头风痛、齿痛；痈疽疮毒，乳痈肿痛，外伤肿痛；肠风下血、赤白带下。

【用法】　3～10g。

【宜忌】　本品辛散温燥，耗散气血，阴虚火旺者不宜用。

【文献摘录】　《神农本草经》：主女人漏下赤白，血闭阴肿，寒热，头风侵目泪出。《本草纲目》：治鼻渊，鼻衄，齿痛，眉棱骨痛，大肠风秘，小便去血，妇人血风眩晕，翻胃吐食，解砒毒，蛇伤，刀箭金疮。

【附方】　都梁丸：治风吹项背，头昏眩痛。白芷，研末蜜丸如弹子大，清茶化下。

# 147. 红花
## 若乃红蓝花通经，治产后恶血之余

【原文解析】　红蓝花即红花，为草本植物红花的筒状花冠，味辛，性温，归心、肝经。善活血通经，治产后恶露不尽。

【功效】　活血祛瘀，通经。

【主治】　血滞瘀阻的痛经，经闭，跌打损伤瘀痛，心腹瘀痛，癥瘕积聚；产后瘀阻腹痛、恶露不尽。

【用法】　3～10g。

【宜忌】　孕妇忌服。

【文献摘录】　《药品化义》：善通利经脉，为血中气药，能泻而又能补，各有妙义。若多用三四钱，则过于辛温，使血走散。……若少用七八分……调畅而和血也；若止用二三分……滋养而生血也。

【附方】　红蓝花酒：妇女受风，腹中血气刺痛。红蓝花30g。以酒煎服。

# 148. 刘寄奴

## 刘寄奴散血，疗烫火金疮之苦

【原文解析】　刘寄奴为草本植物奇蒿的全草，味苦，性温，归心、脾经。善活血疗伤。

【功效】　破血通经，散瘀止痛。

【主治】　血滞经闭、产后瘀阻腹痛；跌打损伤、创伤疼痛；外用于金创出血、烫火烧伤。

【用法】　3～10g。外用适量，研末撒或调敷。

【宜忌】　孕妇忌服。

【文献摘录】　《名医别录》：下血止痛，治产后余疾，止金疮血。

【附方】　刘寄奴散：治金疮出血，跌打伤痛。刘寄奴为末，撒敷。

# 149. 茵芋叶

## 减风湿之痛则茵芋叶

【原文解析】 茵芋叶为灌木植物茵芋的叶，味辛、苦，性温，有毒，归肝、肾经。善祛风除湿止痛。本药现代少用。

【功效】 祛风除湿，散寒止痛。

【主治】 风湿痹痛，筋骨疼痛，四肢挛急，两足软弱。

【用法】 每日1～2g，浸酒或入丸剂。

【宜忌】 本品有毒，内服宜慎，阴虚而无风湿实邪者禁用。

【文献摘录】 《本经逢原》：茵芋大毒，世亦罕用。《本经》虽有"治羸瘦如疟状"一语，皆是五脏有邪气，心腹寒热所致，非能疗虚羸寒热也。其治关节风湿痹痛，是其正治。

【附方】 茵芋丸：治风湿积滞成脚气，常觉为肿，发则为痛。茵芋叶、薏苡仁各15g，郁李仁30g，牵牛子90g。共为细末，炼蜜丸如梧桐子大，每服2丸，五更时姜枣汤下。

# 150. 骨碎补

## 疗折伤之症则骨碎补

【原文解析】 骨碎补为附生蕨类植物槲蕨的根茎，味苦，性温，归肝、肾经。善疗伤筋折骨。

【功效】　补肾，活血，止血，续伤。

【主治】　肾虚腰痛、脚弱、耳鸣、耳聋、牙痛、久泻；跌仆闪挫、伤筋折骨。

【用法】　10～20g，煎汤或入丸散。外用适量。

【宜忌】　阴虚内热及无瘀血者不宜服。

【文献摘录】《开宝本草》：破血止血，补伤折。《本草纲目》：治耳鸣及肾虚久泄、牙痛。

【附方】　骨碎补散：治金疮，伤筋断骨。骨碎补、自然铜、虎胫骨（代）、败龟甲各15g，没药30g。共为细末，每服3g。

# 151. 藿香
## 藿香叶辟恶气而定霍乱

【原文解析】　藿香叶为草本植物广藿香的叶片，味辛，性微温，归脾、胃、肺经。善除恶气，治霍乱吐泻。

【功效】　化湿，解暑，止呕。

【主治】　湿阻中焦的脘腹胀满、食欲不振、恶心呕吐；暑月外感风寒的恶寒发热、头痛脘痞、呕恶泄泻；脾胃湿浊引起的呕吐。

【用法】　5～10g。鲜品加倍。

【宜忌】　阴虚无湿者不宜用。

【文献摘录】《名医别录》：治风水毒肿，去恶气，治霍乱、心痛。《本草正义》：藿香，芳香而不嫌其猛烈，温煦而不偏于燥烈，能祛除阴霾湿邪，而助脾胃正气，为湿困脾阳，倦怠无力，饮食不佳，舌苔浊垢者最捷之药。

【附方】　回生散：治霍乱吐泻。陈皮、藿香叶各等份。每服 15g，水煎服。

# 152. 草果仁
## 草果仁温脾胃而止呕吐

【原文解析】　草果仁为草本植物草果的干燥成熟果实，味辛，性温，归脾、胃经。善温暖脾胃，治寒湿呕吐。

【功效】　燥湿，温中，截疟。

【主治】　寒湿阻滞脾胃的脘腹胀痛，不思饮食，呕吐泄泻；外感寒湿，痰浊内伏的寒湿疟疾；山岚瘴气、秽浊湿邪所致的瘴疟。

【用法】　3 ～ 6g。

【宜忌】　本品辛温燥烈，阴虚者慎用。

【文献摘录】《本草正义》：草果，辛温燥烈，善除寒湿而温燥中宫，故为脾胃寒湿主药。

【附方】　草果饮：治肠胃冷热不和，下痢赤白。草果仁、甘草、地榆、枳壳各等份。共为粗末，每服 6g，加煨姜 1 块，水煎服。

# 153. 巴戟天

## 巴戟天治阴疝白浊，补肾尤兹

【原文解析】　巴戟天为藤本植物巴戟天的根，味辛、甘，性微温，归肾经。善补肾助阳，治寒疝白浊。

【功效】　补肾助阳，祛风除湿。

【主治】　肾阳不足的阳痿、尿频、遗精、白浊、宫冷不孕、月经不调、少腹冷痛；寒邪凝滞的寒疝；肾阳不足兼有风湿的腰膝疼痛或软弱无力。

【用法】　10～15g。

【宜忌】　本品补肾助阳，阴虚火旺或有湿热者均不宜服。

【文献摘录】《本草备要》：强阴益精，治五劳七伤。辛温散风湿，治风气脚气，水肿。

【附方】《普济方》方：治白浊。菟丝子、巴戟天、补骨脂、鹿茸、山药、赤石脂、五味子各30g。共为末，酒糊丸。每服6g，空腹盐汤下。

# 154. 玄胡索

## 玄胡索理气痛血凝，调经有助

【原文解析】　玄胡索又称延胡索、元胡索，为草本植物延胡索的块茎，味辛、苦，性温，归心、肝、脾经。善行气活血止痛，治痛经。

【功效】　活血，行气，止痛。

【主治】　气血凝滞的胸胁作痛、脘腹疼痛、疝气疼痛、肢体疼痛、跌打伤痛；妇女经行不畅、少腹作痛。

【用法】　5～10g。研末服每次1.5～3g。止痛宜醋制。

【宜忌】　孕妇忌服。

【文献摘录】　《本草纲目》：延胡索，能行血中气滞，气中血滞，故专治一身上下诸痛。

【附方】　《太平圣惠方》方：治坠落车马，筋骨疼痛不止。延胡索30g。捣细罗为散，每服6g，酒调服。

# 155. 款冬花
## 尝闻款冬花润肺，去痰嗽以定喘

【原文解析】　款冬花为草本植物款冬的花蕾。味辛、微苦，性温，归肺经。善润肺止咳，化痰定喘。

【功效】　润肺下气，止咳化痰。

【主治】　各种咳嗽。如外感风寒的咳嗽气逆，咯痰不爽；肺痈咳吐脓血；虚劳烦热久咳。

【用法】　5～10g。

【文献摘录】　《本草汇言》：辛温而润，散而能降，补而能收，为治嗽要药。于肺无忤，无分寒热虚实，皆可施用。

【附方】  百花膏：治喘嗽不已，或痰中有血。款冬花、百合各等份。共研为细末，炼蜜为丸如龙眼大。每服 1 丸，嚼化。

# 156. 肉豆蔻
## 肉豆蔻温中，止霍乱而助脾

【原文解析】  肉豆蔻为高大乔木植物肉豆蔻树的成熟种仁，味辛，性温，归脾、胃、大肠经。善温胃暖中，助脾行气，涩肠止泻。

【功效】  温中行气，涩肠止泻。

【主治】  脾胃虚寒的食欲不振、久泻不止；脾胃阳虚的五更泄泻；虚寒气滞的脘腹胀痛，食少呕吐。

【用法】  3 ～ 10g；入丸散剂 1.5 ～ 3g。温中止泻煨熟用。

【宜忌】  本品温中固涩，故湿热泻痢者忌用。

【文献摘录】  《本草纲目》：暖脾胃，固大肠。

【附方】  四神丸：治脾肾虚寒，五更泄泻。肉豆蔻、五味子各 60g，补骨脂 120g，吴茱萸 30g，共为细末。生姜 240g，红枣 100 枚，姜枣同煮，待枣熟，去姜，只取枣肉，和上末为丸如梧桐子大，每服 50 丸，空腹服。

# 157. 抚芎
## 抚芎走经络之痛

【原文解析】 抚芎同川芎，江西抚州产称抚芎。善行气活血，通络止痛，具体详见 71 条川芎。

# 158. 何首乌
## 何首乌治疮疥之资

【原文解析】 何首乌为草本植物何首乌的块根，味苦、甘、涩，性微温，归肝、肾经。可解毒，治疗皮肤病，疼痛瘙痒。

【功效】 补益精血，解毒，润肠通便，截疟。

【主治】 精血亏虚的头晕眼花、须发早白、腰酸脚软、遗精滑精、崩中带下；遍身疮肿痒痛；精血不足的肠燥便秘；气血两虚的久疟不止。

【用法】 10 ～ 30g。补益精血宜制用，截疟、润肠宜生用，解毒宜鲜用。

【宜忌】 大便溏泻及痰湿较重者不宜服。

【文献摘录】《本草纲目》：此物气温味苦涩，苦补肾，温补肝，涩能收敛精气，所以能养血益肝，固精益肾，健筋骨，乌髭发，为滋补良药。

**【附方】**《博济方》方：治疥癣满身。何首乌、艾叶各等份，为末，水煎浓汤洗浴。

# 159. 姜黄
### 姜黄能下气，破恶血之积

**【原文解析】**　姜黄为宿根草本植物姜黄的根茎，味辛、苦，性温，归肝、脾经。善行气破血。

**【功效】**　破血行气，通经止痛。

**【主治】**　气滞血瘀的胸胁疼痛、经闭腹痛；风寒湿痹的肩臂疼痛；外用于痈疡疮疖。

**【用法】**　5～10g。外用适量，以麻油或菜油调匀成膏，外敷。

**【宜忌】**　孕妇忌用。

**【文献摘录】**《新修本草》：主心腹结积，疰忤，下气破血，除风热，消痈肿。功力烈于郁金。

**【附方】**　姜黄散：治臂痛。姜黄、羌活、甘草各30g，白术60g。每剂用30g，水煎服。

# 160. 防己

## 防己宜消肿，去风湿之施

【原文解析】　防己为木质藤本植物粉防己的根（汉防己）；或缠绕草本植物广防己的根（木防己），味苦、辛，性寒，归膀胱、肾、脾经。善祛风湿，利水消肿。

【功效】　祛风湿，止痛，利水。

【主治】　风湿痹痛，关节肿痛；风水浮肿，腹水，脚气浮肿，小便不利；湿疮湿疹。

【用法】　5～10g。利水消肿宜用汉防己，祛风止痛宜用木防己。

【宜忌】　本品苦寒较甚，易损胃气。食欲不振及阴虚无湿热者忌用。

【文献摘录】《本草求真》：防己，辛苦大寒，性险而健，善走下行，长于除湿、通窍、利道，能泻下焦血分湿热，及疗风水要药。

【附方】　防己茯苓汤：治皮水，四肢浮肿。防己、黄芪、桂枝各9g，茯苓18g，甘草6g。水煎服。

# 161. 藁本

## 藁本除风，主妇人阴痛之用

【原文解析】　藁本为草本植物藁本的根茎，味辛，性温，归膀胱经。善祛风，治妇人阴中寒肿痛。

【功效】　发表散寒，祛风胜湿，止痛。

【主治】　外感风寒的头痛、颠顶剧痛、痛连齿颊、偏头痛；风寒湿痹，肢节疼痛；妇女疝瘕腹痛，阴中寒肿痛。

【用法】　2～10g。

【宜忌】　本品辛温发散，凡血虚头痛及热证均忌用。

【文献摘录】《神农本草经》：主妇人疝瘕，阴中寒肿痛，腹中急，除风头痛。《本草正义》：藁本，味辛气温，上行升散，专主太阳太阴之寒风寒湿，而能疏达厥阴郁滞，功用与细辛、川芎、羌活近似。

【附方】　神术散：治外感风寒湿邪。苍术 6g，川芎、白芷、羌活、藁本、细辛、炙甘草各 3g。水煎服。

# 162. 仙茅

## 仙茅益肾，扶元气虚弱之衰

【原文解析】　仙茅为草本植物仙茅的根茎，味辛，性热，有毒，归肾经。善温肾阳，益命门，扶助阳气。

【功效】 温肾壮阳，祛寒除湿。

【主治】 肾阳虚衰、命门火衰的阳痿滑精、精冷不育、小便不禁；心腹冷痛；风寒湿痹。

【用法】 3～10g，煎服或浸酒服，或入丸散。

【宜忌】 本品性燥热，有伤阴之弊，故阴虚火旺者忌服。

【文献摘录】《本草纲目》：仙茅性热，补三焦命门之药也。惟阳弱精寒，禀赋素怯者宜之。若体壮相火炽盛者，服之反能动火。

【附方】 仙茅丸：治肾精虚衰，膝软目眩。仙茅、苍术、枸杞子各500g，车前子600g，茯苓、茴香、柏子仁各250g，生地黄、熟地黄各120g。共研为末，酒煮糊丸如梧子大。每服50丸，食前温酒下。

# 163. 补骨脂

## 乃曰破故纸温肾，补精髓与劳伤

【原文解析】 破故纸又称补骨脂，为草本植物补骨脂的种子，味苦、辛，性温，归肾、脾经。善温肾固精，治多种虚损。

【功效】 补肾壮阳，固精缩尿，温脾止泻。

【主治】 肾阳虚衰的阳痿、腰膝酸软冷痛；肾气虚冷的滑精、遗尿、尿频；脾肾阳虚的五更泄泻。

【用法】 5～10g。

【宜忌】　本品性质温燥，能伤阴助火，故阴虚火旺及大便秘结者忌服。

【文献摘录】　《本草纲目》：治肾泄，通命门，暖丹田。

【附方】　破故纸散：治小儿遗尿。补骨脂30g。共研为末，每服3g，热汤调下。

# 164. 宣木瓜
## 宣木瓜入肝，疗脚气并水肿

【原文解析】　木瓜为灌木植物贴梗海棠的成熟果实，主产于安徽宣城，故称宣木瓜，味酸，性温，归肝、脾经。因入肝经，可舒筋活络，并疗脚气和水肿。

【功效】　舒筋活络，化湿和胃。

【主治】　风湿痹痛、筋脉拘挛、脚气肿痛；霍乱吐泻，小腿转筋；胃津不足的食欲不振。

【用法】　6～12g。

【宜忌】　胃酸过多者不宜服。

【文献摘录】　《本草纲目》：木瓜所主霍乱、吐利、转筋、脚气，皆脾胃病也，非肝病也。肝虽主筋，而转筋则由湿热、寒湿之邪袭伤脾胃所致，故筋转必起于足腓，腓及宗筋皆属阳明。

【附方】　木瓜散：治脚气冲心，胸膈痞滞烦闷。大腹皮、紫苏、干木瓜、甘草、木香、羌活各等份。共研末，每服9g。

# 165. 杏仁
## 杏仁润肺燥止嗽之剂

【原文解析】　杏仁为乔木植物杏的成熟种子，味苦，性微温，有小毒，归肺、大肠经。善润肺止咳。

【功效】　止咳平喘，润肠通便。

【主治】　各种咳喘证；肠燥便秘。

【用法】　3～10g，宜后下。

【宜忌】　本品有小毒，婴儿慎用。

【文献摘录】《药性论》：主咳逆上气喘促。入天门冬煎，润心肺；和酪作汤，润声气。

【附方】　双仁丸：治上气喘急。桃仁、杏仁各75g。研细末，和丸如梧桐子大。每服10丸，生姜、蜜汤下。

# 166. 茴香
## 茴香治疝气肾痛之用

【原文解析】　茴香为草本植物茴香的干燥成熟果实（小茴香）；或小乔木植物八角茴香树的果实（大茴香），味辛，性温，归肝、肾、脾、胃经。善治寒疝疼痛、睾丸坠痛。

【功效】　祛寒止痛，理气和胃。

【主治】　肝肾阴寒的寒疝少腹疼痛、睾丸偏坠胀痛；胃寒呕吐、脘腹胀痛、不思饮食。

【用法】 3～8g。外用适量。

【宜忌】 本品辛温助火,热证及阴虚火旺者忌服。

【文献摘录】《日华子本草》:治干湿脚气并肾劳癞疝气,开胃下食,治膀胱痛,阴疼。《本草纲目》:小茴香性平,理气开胃,夏月祛蝇辟臭,食料宜之。大茴香性热,多食伤目发疮,食料不宜过用。茴香得盐则引入肾经,发出邪气。肾不受邪,病自不生也。

【附方】 小茴香丸:治小肠疝气腹痛。小茴香、胡椒各等份。共为末,酒糊为丸如梧子大。每服50丸,空腹温酒下。

# 167. 诃子

## 诃子生津止渴,兼疗滑泄之疴

【原文解析】 诃子为乔木植物诃子的成熟果实,味苦、酸、涩,性平,归肺、大肠经。善生津止渴,固涩滑脱。

【功效】 涩肠,敛肺,下气利咽。

【主治】 久泻、久痢、脱肛;肺虚喘咳;久咳失音。

【用法】 3～10g。敛肺清火开音宜生用,涩肠止泻宜煨用。

【宜忌】 外有表邪、内有湿热积滞者忌服。

【文献摘录】《本草图经》:治咳嗽咽喉不利,含三数枚。《本经逢原》：诃子苦涩降敛，生用清金止嗽，煨熟固脾止泻。古方取苦以化痰涎，涩以固滑泄也。

【附方】诃黎勒散：治下利滑脱。诃子（煨）10 枚。研为散，米粥调和，顿服。

# 168. 秦艽

## 秦艽攻风逐水，又除肢节之痛

【原文解析】　秦艽为草本植物秦艽的根，味苦、辛，性微寒，归胃、肝、胆经。善祛风逐水，除肢节疼痛。

【功效】　祛风湿，舒筋络，清虚热。

【主治】　风湿痹痛、周身或关节拘挛、中风手足不遂；湿热黄疸；阴虚骨蒸潮热，小儿疳热。

【用法】　5 ～ 10g。

【宜忌】　阴虚血燥，小便不禁者慎用。

【文献摘录】　《神农本草经》：主寒热邪气，寒湿风痹，肢节痛，下水，利小便。

【附方】　秦艽汤：治风中经络而痛。羌活、秦艽、白芍、独活各 5g，当归 6g，川芎 3g，熟地 9g。水煎服。

# 169. 槟榔

## 槟榔豁痰而逐水，杀寸白虫

【原文解析】　槟榔为乔木植物槟榔的成熟种子，味辛、苦，性温，归胃、大肠经。善豁痰逐水，杀虫去积。

【功效】　行气，消积，利水，杀虫。

【主治】　食积气滞，腹胀便秘，或泻痢后重；水肿证，脚气肿痛；多种肠寄生虫病，如绦虫（寸白虫）、姜片虫、钩虫、蛔虫、蛲虫；疟疾。

【用法】　6～15g。单用杀绦虫 60～120g。

【宜忌】　脾虚便溏者不宜服。

【文献摘录】　《名医别录》：主消谷，逐水，除痰癖，杀三虫，去伏尸，治寸白。

【附方】　槟榔汤：治寸白虫。槟榔 3 枚。水煎，去滓，空腹服。

# 170. 杜仲

## 杜仲益肾而添精，去腰膝重

【原文解析】　杜仲为乔木植物杜仲的树皮，味甘，性温，归肝、肾经。善补肝肾，治腰膝酸痛。

【功效】　补肝肾，强筋骨，安胎。

【主治】　肝肾不足的腰膝酸痛，痿软无力；肝肾虚寒的阳痿、尿频；肝肾亏虚的胎元不固。

【用法】　10 ～ 15g，宜炒用。

【宜忌】　本品为温补之品，阴虚火旺者慎用。

【文献摘录】　《神农本草经》：主腰脊痛，补中，益精气，坚筋骨，强志，除阴下痒湿，小便余沥。

【附方】　青娥丸：治肝肾不足，腰腿重痛。杜仲、补骨脂各 500g，生姜 300g。共为细末，用胡桃肉 120 个，汤浸去皮，研成膏糊丸如梧桐子大。每服 50 丸，空腹盐酒汤送下。

# 171. 紫石英
## 当知紫石英疗惊悸崩中之疾

【原文解析】　紫石英为矿物萤石，主含氟化钙，味甘，性温，归心、肝经。善治惊悸，但治疗崩漏之疾少见。

【功效】　镇心定惊，养血益肝，温暖子宫。

【主治】　心神不安、虚烦失眠、惊悸怔忡；肝血不足的惊痫眩晕；妇女血海虚寒不孕。

【用法】　10 ～ 15g，打碎先煎。

【宜忌】　阴虚火旺之不孕及肺热气喘者忌用。

【文献摘录】　《本草纲目》：上能镇心，重以去怯也；下能益肝，湿以去枯也。……其性暖而补，故心神不安，肝血不足，及女子血海虚寒不孕者宜之。

【附方】《郑子来家秘》方：治怔忡惊悸。紫石英30g，当归、远志、枣仁、川贝、茯苓、柏子仁各60g，黄连9g。研末炼蜜丸，每晨服9g，临睡服12g，黑枣汤送下。

# 172. 橘核
## 橘核仁治腰痛疝气之瘼

【原文解析】　橘核为小乔木植物橘的种子，味苦，性平，归肝经。善治肝气郁滞的腰痛、疝气。

【功效】　行气，散结，止痛。

【主治】　肝气郁滞的腰痛，小肠疝气，睾丸肿痛；乳癖、乳痈；腹内癥瘕痞块。

【用法】　3～10g，煎服或入丸散。

【文献摘录】《日华子本草》：治腰痛，膀胱气，肾疼。炒去壳，酒服良。《本草纲目》：苦，平，无毒，入足厥阴。治小肠疝气及阴核肿痛。

【附方】《简便单方》方：治腰痛。橘核、杜仲各60g。炒研末，每服6g，盐酒下。

# 173. 金樱子

## 金樱子兮涩遗精

【原文解析】　金樱子为攀援灌木植物金樱子的成熟假果或除去瘦果的成熟花托，味酸、涩，性平，归肾、膀胱、大肠经。善涩精止遗。

【功效】　固精，缩尿，涩肠止泻。

【主治】　下焦不固的遗精滑精、遗尿尿频、白带过多；久虚泄泻下痢；中气下陷的脱肛，子宫脱垂。

【用法】　6～18g，煎汤、熬膏或入丸服。

【宜忌】　本品功专收敛，有实火、实邪者忌服。

【文献摘录】　《本草备要》：固精秘气，治梦泄遗精，泄痢便数。

【附方】　水陆二仙丹：治遗精白浊。金樱子（熬膏）、芡实（研粉）各等份，为丸。每服9g。

# 174. 紫苏子

## 紫苏子兮下气涎

【原文解析】　紫苏子为草本植物紫苏的成熟果实，味辛，性温，归肺、大肠经。善降气消痰。

【功效】　止咳平喘，润肠通便。

【主治】　痰涎壅盛，喘咳上气，胸膈满闷；肠燥便秘。

【用法】　5～10g。

【宜忌】　气虚久嗽、阴虚喘逆、脾虚便滑者均不宜服。

【文献摘录】　《本经逢原》：性能下气，故胸膈不利者宜之，与橘红同为除喘定嗽、消痰顺气之良剂。

【附方】　三子养亲汤：治老人痰壅气滞。苏子 9g，莱菔子 9g，白芥子 6g。捣碎，包煎，频服。


# 175. 淡豆豉
## 淡豆豉发伤寒之表


【原文解析】　淡豆豉为大豆经蒸罨发酵制成的加工品，味辛、甘、微苦，性寒，归肺、胃经。善宣散表邪。

【功效】　解表，除烦。

【主治】　外感风寒或风热的发热、恶寒、头痛；热病胸中烦闷，不眠。

【用法】　10～15g。

【文献摘录】　《名医别录》：主伤寒头痛，寒热，瘴气恶毒，烦躁满闷。

【附方】　葱豉汤：治外感风寒轻证。连根葱白 5 条，淡豆豉 9g。水煎服。

# 176. 大蓟、小蓟
## 大小蓟除诸血之鲜

【原文解析】　大蓟为宿根草本植物大蓟的根及全草；小蓟为草本植物刺儿菜的全草及地下茎，皆味甘、苦，性凉，归心、肝经。善凉血止血。功效、主治、用法皆相同。

【功效】　凉血止血，散瘀，解毒消痈。

【主治】　血热妄行的衄血、咯血、吐血、尿血、崩漏；热毒疮痈。

【用法】　10～15g。鲜品30～60g。外用适量。

【文献摘录】　《日华子本草》：大蓟叶凉，治肠痈、腹藏瘀血。《本草拾遗》：小蓟破宿血，止新血，暴下血，血痢，金疮出血，呕血等。

【附方】　十灰散：治各种出血证。大蓟、小蓟、荷叶、侧柏叶、茅根、茜草根、大黄、栀子、棕榈皮、丹皮各等份。烧灰存性，研极细末，每服15g。

# 177. 益智仁
## 益智安神，治小便之频数

【原文解析】　益智仁为草本植物益智的成熟果实，味辛，性温，归脾、肾经。善治尿频，"安神"指治疗夜尿、梦遗后的间接作用。

【功效】 暖肾固精缩尿。温脾开胃摄唾。

【主治】 肾气虚寒的遗精、遗尿、尿有余沥、夜尿增多；脾肾受寒的腹痛泄泻、恶心呕吐；中气虚寒的食少多唾。

【用法】 3～6g。

【宜忌】 本品燥热，能伤阴助火，故阴虚火旺或因热而患遗精、尿频、崩漏等证均忌服。

【文献摘录】 《本草拾遗》：治遗精虚漏，小便余沥……夜多小便者，取二十四枚，碎，入盐同煎服，有奇验。

【附方】 缩泉丸：治下元虚冷，小便频数。益智仁、乌药、山药各等份，为丸。每服6g。

# 178. 麻仁
## 麻仁润肺，利六腑之燥坚

【原文解析】 麻仁为草本植物大麻的成熟果实，味甘，性平，归脾、大肠经。善润肺燥，润肠通便。

【功效】 润肠通便。

【主治】 津枯血少的肠燥便秘。

【用法】 10～30g，打碎煎服，或入丸服。

【文献摘录】 《药品化义》：麻仁能润肠，体润能去燥，专利大肠气结便秘。凡年老血液枯燥，产后气血不顺，病后元气未复，或禀弱不能运行者，皆治。

【附方】　麻子仁丸：治肠胃燥热，大便秘结。麻子仁、大黄各500g，芍药、枳实、厚朴、杏仁各250g。共为细末，炼蜜为丸。每服9g。

# 179. 黄芪

### 抑又闻补虚弱，排疮脓，莫若黄芪

【原文解析】　黄芪为草本植物黄芪的根，味甘，性微温，归脾、肺经。善益气补虚，排脓生肌。

【功效】　补气升阳，益卫固表，托毒生肌，利水退肿。

【主治】　脾肺气虚的倦怠乏力，食少便溏；中气下陷的脱肛、子宫脱垂；表虚自汗；气血不足的痈疽不溃或溃久不敛；气虚失运的浮肿尿少。

【用法】　常规用量10～15g；大剂量可用至30～60g。补气升阳炙用，其他生用。

【宜忌】　本品补气升阳助火，凡表实邪盛、气滞湿阻、食积内停、阴虚阳亢、痈疽初起或溃后热毒尚盛等证，均不宜用。

【文献摘录】　《珍珠囊》：黄芪甘温纯阳，其用有五：补诸虚不足，一也；益元气，二也；壮脾胃，三也；去肌热，四也；排脓止痛，活血生血，内托阴疽，为疮家圣药，五也。

【附方】　透脓散：治痈疽诸毒，内脓已成而未穿破者。

黄芪 12g, 穿山甲 3g, 皂角刺 5g, 当归 6g, 川芎 9g。水煎服。

# 180. 狗脊

强腰脚，壮筋骨，无如狗脊

【原文解析】　狗脊为草本植物金毛狗脊的根状茎，味苦、甘，性温，归肝、肾经。善补肝肾，强腰脚，壮筋骨。

【功效】　补肝肾，强腰膝，祛风湿。

【主治】　肝肾亏虚，兼有风寒湿邪的腰痛脊强，不能俯仰，足膝软弱；肾阳虚衰的小便不禁；妇女冲任虚寒的白带过多。

【用法】　10～15g。

【宜忌】　本品温补固摄，故肾虚有热，小便不利者忌服。

【文献摘录】　《神农本草经》：主腰背强，机关缓急，周痹，寒湿膝痛。《本草纲目》：强肝肾，健骨，治风虚。

【附方】　狗脊丸：治肾虚腰酸膝软。狗脊、萆薢各 60g，菟丝子 30g。共为末，炼蜜为丸如梧桐子大，每服 30 丸。

# 181. 菟丝子

## 菟丝子补肾以明目

【原文解析】　菟丝子为寄生性草本植物菟丝子的成熟种子，味辛、甘，性平，归肝、肾经。善补肾、明目。

【功效】　补阳益阴，固精缩尿，明目止泻。

【主治】　肾虚腰膝酸痛、阳痿遗精、小便频数、尿有余沥、白带过多；肝肾不足的目暗不明；脾气不足的食少便溏；阴亏消渴。

【用法】　10～15g。

【文献摘录】　《药性论》：治男女虚冷，添精益髓，去腰疼膝冷，又主消渴热中。

【附方】　驻景丸：治肝肾亏虚，目昏生翳。菟丝子500g，熟地黄300g，车前子100g。共研末，炼蜜为丸如梧桐子大，每服30丸。

# 182. 马蔺花

## 马蔺花治疝而有益

【原文解析】　马蔺花为草本植物马蔺的花，味咸、酸、微苦，性凉，归肝、膀胱经。可治疝气。

【功效】　清热止血，利尿消肿，行气止痛。

【主治】　血证的吐血、衄血、外伤出血；小便不通，热淋；喉痹；小腹疝痛；痛疽疮肿。

【用法】　3～6g，入煎剂或散剂。外用适量，捣敷。

【文献摘录】　《本草纲目》：主痈疽恶疮。治小腹疝痛，腹内冷积，水痢诸病。

【附方】　《本草述》方：治偏坠疝气。马蔺花60g，川楝子45g，吴茱萸30g，木香6g。共研为末，每服6g，酒调服。

# 平 性 药

## 183. 硇砂
### 以硇砂而去积

【原文解析】　硇砂属矿物，主含氯化铵，味咸、苦、辛，性温，有毒，归肝、脾、胃经。善消积散结。

【功效】　破瘀散结，消积软坚。

【主治】　痈疽疮毒、瘰疬痰核；目生胬肉、翳障，鼻生息肉；癥瘕积聚，噎膈反胃；顽痰胶结，咯吐不利；毒虫咬伤。

【用法】　0.3～0.6g，入丸散剂。外用适量，研末调敷。

【文献摘录】《新修本草》：主积聚，破结血烂胎，止痛下气，疗咳嗽宿冷，去恶肉，生好肌。《本草衍义》：去目翳胬肉。

【附方】　硇附丸：治虚中有积，心腹胁肋胀痛。附子15g，硇砂、丁香各3g，干姜5g。共为细末，稀面糊为丸，如梧桐子大。每服10粒，生姜汤下。

# 184. 龙齿
## 用龙齿以安魂

【原文解析】　龙齿为古代多种大型哺乳动物的牙齿化石，味甘、涩，性凉，归心、肝经。善镇惊，安魂魄。

【功效】　镇惊安神，收敛固涩。

【主治】　惊痫癫狂，心烦心悸，失眠多梦；遗精、崩漏、带下、虚汗、疮口不敛。

【用法】　15～30g，先煎。镇惊安神生用，收敛固涩煅用。

【宜忌】　有湿热、实邪者忌服。

【文献摘录】《神农本草经》：主诸痉，癫疾狂走，心下结气，不能喘息，小儿五惊十二痫。《药性论》：治烦闷热狂，镇心，安魂魄。

【附方】　龙齿丸：治惊痫，狂言妄语。龙齿、铁粉、凝水石各30g，茯神45g。共捣罗为末，炼蜜丸如梧桐子大。每服10丸，温米汤饮下。

# 185. 青皮

## 青皮快膈除膨胀，且利脾胃

【原文解析】　青皮为小乔木植物橘及其同属多种植物的幼果或未成熟果实的果皮，味苦、辛，性温，归肝、胆、胃经。善破气除胀，消食利脾胃。

【功效】　疏肝破气，散结消滞。

【主治】　肝气郁滞的胁肋胀痛、乳房胀痛、疝气疼痛；食积气滞的胃脘痞闷胀痛；气滞血瘀的癥瘕积聚。

【用法】　3～10g。

【宜忌】　本品性烈耗气，气虚者慎用。

【文献摘录】　《本草图经》：主气滞，下食，破积结及膈气。

【附方】　青皮丸：治食滞腹胀，嗳气酸腐。青皮、山楂、麦芽、神曲各30g，草果15g。共研细末，水泛为丸，每服9g。

# 186. 芡实

## 芡实益精治白浊，兼补真元

【原文解析】　芡实为水生草本植物芡的成熟种仁，味甘、涩，性平，归脾、肾经。善益肾固精，治白浊等症。

【功效】 益肾固精，补脾祛湿。

【主治】 肾虚遗精、白浊、尿频、白带过多；脾虚久泻久痢。

【用法】 10～15g。

【文献摘录】 《本草求真》：惟其味甘补脾，故能利湿，而使泄泻腹痛可治；惟其味涩固肾，故能闭气，而使遗带小便不禁皆愈。功与山药相似，然山药之补，本有过于芡实，而芡实之涩，更有甚于山药，且山药兼补肺阴，而芡实则止于脾肾，而不及于肺。

【附方】 水陆二仙丹：治遗精白浊。金樱子（熬膏）、芡实（研粉）各等份，为丸。每服9g。

# 187. 木贼

## 木贼草去目翳，崩漏亦医

【原文解析】 木贼为草本植物木贼的全草，味甘、苦，性平，归肺、肝经。善明目去翳，止血。

【功效】 疏散风热，明目退翳，止血。

【主治】 外感风热的目赤肿痛、多眵多泪、目昏生翳；便血，痔疮出血，经血过多。

【用法】 3～10g。

【文献摘录】 《本草求真》：形质有类麻黄，升散亦颇相似，但此气不辛热，且入足少阳胆、足厥阴肝，能于二经血分驱散风热，使血上通于目，故为去翳明目要剂。

　　【附方】《太平圣惠方》方：治目障昏朦多泪。木贼草30g。研为末，和羊肝捣为丸，早晚各食后服6g。

# 188. 花蕊石

## 花蕊石治金疮，血行则却

　　【原文解析】　花蕊石为矿物白云石，主含碳酸钙和碳酸镁。味酸、涩，性平，归肝经。善止血，治金疮。"血行则却"指出血停止。

　　【功效】　止血，化瘀。

　　【主治】　出血兼有瘀滞的咯血、吐血、咳血、衄血、便血、崩漏；外用于创伤出血。

　　【用法】　10～15g，先煎。研末服每次用1～1.5g。外用适量，研末外敷。

　　【文献摘录】《嘉祐本草》：主金疮止血，又疗产妇血晕、恶血。《本草纲目》：治一切失血伤损。

　　【附方】　花蕊石散：治金疮出血。花蕊石30g，硫黄120g。瓦罐内共煅，取出研细。每服3g，酒调服。亦可外敷伤处。

# 189. 石决明

## 决明和肝气，治眼之剂

**【原文解析】**　石决明为杂色鲍（光底石决明）或盘大鲍（毛底石决明）的贝壳，味咸，性寒，归肝经。善清肝明目。

**【功效】**　平肝潜阳，清肝明目。

**【主治】**　肝阳上亢的头晕目眩；肝火上炎的目赤肿痛、翳膜遮睛、视物模糊；肝虚血少的视物昏花。

**【用法】**　15～30g，入汤剂宜先煎。

**【文献摘录】**《医学衷中参西录》：味微咸，性微凉，为凉肝镇肝之要药。肝开窍于目，是以其性善明目。研细水飞作敷药，能除目外障；作丸散内服，能消目内障。为其能凉肝，兼能镇肝，故善治脑中充血作疼、作眩晕，因此证多系肝气、肝火夹血上冲也。

**【附方】**　石决明散：治眼生外障。石决明、薄荷叶各30g，蒺藜、荆芥穗各60g，人参15g。共研末，食后砂糖冷水调服，每服6g。

# 190. 天麻

## 天麻主头眩，祛风之药

**【原文解析】**　天麻为寄生草本植物天麻的块茎，味甘，性平，归肝经。善祛风，治眩晕。

【功效】　息风止痉，平肝潜阳，祛风湿。

【主治】　肝风内动的惊痫抽搐；破伤风的角弓反张；肝阳上亢的眩晕、头痛；风湿痹痛，肢体麻木，手足不遂。

【用法】　3～10g。研末吞服每次1～1.5g。

【文献摘录】　《珍珠囊》：治风虚眩晕头痛。《用药法象》：其用有四：疗大人风热头痛；小儿风痫惊悸；诸风麻痹不仁；风热语言不遂。

【附方】　天麻丸：治头风头痛，眩晕目花。天麻15g，川芎60g。共研为末，炼蜜丸如芡子大，每服1丸。


# 191. 甘草
## 甘草和诸药而解百毒，盖以性平


【原文解析】　甘草为草本植物甘草的根及根茎，味甘，性平，归心、肺、脾、胃经。因其性平，故善调和药性，又善解毒。

【功效】　缓和药性，补脾润肺，清火解毒，缓急止痛。

【主治】　调和寒热温凉各类药物；脾胃虚弱的倦怠乏力，食少便溏；咳嗽气喘；痈疽疮毒、食物或药物中毒；脘腹或四肢拘挛疼痛。

【用法】　2～10g。解毒生用，补中缓急炙用。

【宜忌】　本品味甘，助湿壅气，令人中满，长期大量服用易引起浮肿，湿盛、胸腹胀满、呕吐者忌服。反大戟、芫花、海藻。

**【文献摘录】**《本草图经》：甘草能解百毒，为众药之要。孙思邈论云：有人中乌头、巴豆毒，甘草入腹即定。《用药法象》：其性能缓急，而又协和诸药，使之不争，故热药得之缓其热，寒药得之缓其寒，寒热相杂者，用之得其平。

**【附方】**　甘桔汤：治咽喉肿痛。甘草、桔梗各 10g，水煎服。

# 192. 石斛
## 石斛平胃气而补肾虚，更医脚弱

**【原文解析】**　石斛为草本植物金钗石斛及其同属多种植物的茎，味甘，性微寒，归胃、肾经。善滋养胃肾之阴，可治肾虚脚弱。

**【功效】**　养胃生津，滋阴除热。

**【主治】**　热病伤津或胃阴不足的舌干口渴；肾阴不足的虚热；肾阴亏虚的腰酸膝软足弱、视力减退。

**【用法】**　6～15g；鲜品加倍。宜先煎。

**【宜忌】**　本品能敛邪，使邪不外达，所以温热病不宜早用；又能助湿，故湿温尚未化燥者忌服。

**【文献摘录】**《药性论》：主男子腰脚软弱……补肾积

精，腰痛，养肾气，益力。《本草纲目拾遗》：清胃除虚热，生津，已劳损。以之代茶，开胃健脾。

　　【附方】　清热保津汤：治热病伤津。鲜石斛、连翘各9g，天花粉6g，鲜生地黄、麦冬各12g，参叶2g。水煎服。

# 193. 商陆
## 观夫商陆治肿

　　【原文解析】　商陆为草本植物商陆的根，味苦，性寒，有毒，归肺、肾、大肠经。善利水消肿。

　　【功效】　泻下利水，消肿散结。

　　【主治】　水饮停滞的水肿胀满、大便秘结、小便不利；外用于痈肿疮毒。

　　【用法】　5～10g。外用适量。泻下利水用白商陆，消肿散结用赤商陆。

　　【宜忌】　脾虚水肿及孕妇忌用。

　　【文献摘录】　《本草纲目》：其性下行，专于行水，与大戟、甘遂异性而同功。

　　【附方】　古方：治水肿。商陆煮粥食，或与鲤鱼一同煮食。

# 194. 覆盆子
## 覆盆益精

【原文解析】　覆盆子为灌木植物掌叶覆盆子的未成熟果实，味甘、酸，性微温，归肝、肾经。善益肾固精。

【功效】　益肾，固精，缩尿。

【主治】　肾虚不固的遗精、滑精、遗尿、尿频；肾精虚衰的阳痿，不孕；肝肾不足的目暗不明，须发早白。

【用法】　3～10g。

【宜忌】　肾虚有火，小便短涩者不宜服。

【文献摘录】《药性论》：男子肾精虚竭阴痿，能令坚长，女子食之有子。《本草图经》：强肾无燥热之偏，固精无凝涩之害。

【附方】　五子衍宗丸：治精亏不育。枸杞子、菟丝子各240g，车前子、五味子各60g，覆盆子120g。共为细末，炼蜜为丸如梧桐子大。每服90丸。

# 195. 琥珀
## 琥珀安神而破血

【原文解析】　琥珀为古代松类植物的树脂埋藏于地下经久转化而成，味甘，性平，归心、肝、膀胱经。善安神、活血。

【功效】　定惊安神，活血散瘀、利尿通淋。

【主治】　惊风、癫痫、心悸、失眠、多梦；血滞经闭、癥瘕疼痛；小便不利，癃闭，血淋，热淋，石淋。

【用法】　1.5～3g，研末冲服，不入煎剂。

【文献摘录】　《名医别录》：安五脏，定魂魄……消瘀血，通五淋。

【附方】　琥珀多寐丸：治神虚不寐，健忘恍惚。琥珀、羚羊角、人参、茯神、远志、甘草各等份。共为细末，猪心血和，炼蜜丸如芡子大，金箔为衣。每服1丸。

# 196. 朱砂
## 朱砂镇心而有灵

【原文解析】　朱砂属矿物，主含硫化汞。味甘，性寒，归心经。善镇心安神。

【功效】　镇心安神，清热解毒。

【主治】　心火亢盛的心神不安、胸中烦热、惊悸不眠；疮疡肿毒，咽喉肿痛，口舌生疮，瘅疟。

【用法】　0.3～1g，研末冲服或入丸散。外用适量。

【宜忌】　不可过量或持续服用，忌火煅，以防汞中毒。

【文献摘录】　《本草从新》：泻心经邪热，镇心定惊……解毒，定癫狂。

【附方】　朱砂安神丸：治心火亢盛，怔忡失眠。黄连

45g，朱砂 30g，生地黄、当归、炙甘草各 15g。共研细末，汤浸蒸饼为丸。每服 6g，睡前服。

# 197. 牛膝

## 牛膝强足补精，兼疗腰痛

【原文解析】 牛膝常见两种，怀牛膝为草本植物牛膝的根；川牛膝为草本植物麻牛膝或甜牛膝的根，皆味苦、酸，性平，归肝、肾经。善补肝肾，强腰膝。

【功效】 补肝肾，强筋骨，活血祛瘀，利尿通淋，引血下行。

【主治】 腰膝酸痛，下肢无力；瘀血阻滞的月经不调、痛经、闭经、产后瘀阻腹痛、跌打伤痛；尿血、小便不利、尿道涩痛；血热上行的吐血、鼻衄、齿痛、口舌生疮；阴虚阳亢的头痛眩晕；难产。

【用法】 6～15g。补肝肾多用怀牛膝，下行散瘀多用川牛膝。

【宜忌】 孕妇及月经过多者忌用。

【文献摘录】 《本草纲目》：牛膝乃足厥阴、少阴之药。所主之病，大抵得酒则能补肝肾；生用则能去恶血。《本草经疏》：走而能补，性善下行。

【附方】 牛膝酒：治腰痛足软。牛膝，切碎袋盛浸酒，煮饮之。

# 198. 龙骨

## 龙骨止汗住泄，更治血崩

**【原文解析】**　龙骨为古代多种大型哺乳动物的骨骼化石，味甘、涩，性平，归心、肝经。善收敛固涩，敛汗、止泻、止血。

**【功效】**　收敛固涩，平肝潜阳，镇静安神。

**【主治】**　虚汗、遗精、带下、久泻、崩漏；阴虚阳亢的烦躁易怒、头晕目眩；神志不安、心悸失眠、惊悸癫狂；外用于湿疮痒疹、溃疡不愈。

**【用法】**　15～30g，先煎。外用适量。收敛固涩宜煅用，其他生用。

**【宜忌】**　内有湿热、实邪者忌用。

**【文献摘录】**　《本草求真》：功与牡蛎相同，但牡蛎咸涩入肾，有软坚、化痰、清热之功，此属甘涩入肝，有收敛止脱、镇惊安魄之妙。

**【附方】**　牡蛎散：治周身自汗。牡蛎、龙骨、糯米粉各等份。共研细粉，扑周身。

# 199. 甘松

## 甘松理风气而痛止

【原文解析】　甘松为草本植物甘松香的根茎及根，味辛、甘，性温，归脾、胃经。善理气止痛。

【功效】　行气止痛，开郁醒脾。

【主治】　寒郁气滞的胸闷腹胀，胃脘疼痛；思虑伤脾的不思饮食；外用于湿脚气。

【用法】　3～6g。外用适量。

【宜忌】　气虚血热者不宜服。

【文献摘录】　《本草纲目》：甘松芳香，能开脾郁，少加入脾胃药中，甚醒脾气。《本草图经》：主下气，治心腹痛。

【附方】　《四川中药志》方：治神经性胃痛。甘松、香附、沉香各6g。水煎服。

# 200. 刺蒺藜

## 蒺藜疗风疮而目明

【原文解析】　蒺藜即为刺蒺藜，又名白蒺藜，为草本植物蒺藜的果实，味苦、辛，性平，归肝经。善治皮肤风痒，风热目疾。

【功效】　平肝疏肝，祛风明目。

**【主治】**　肝阳上亢的头痛、眩晕；肝气郁结的胸胁不舒、乳闭不通；风疹瘙痒，白癜风，头疮；风热上袭的目赤多泪。

**【用法】**　6 ～ 10g。

**【宜忌】**　气血虚弱及孕妇慎用。

**【文献摘录】**《本草纲目》：古方补肾、治风皆用刺蒺藜，后世补肾多用沙苑蒺藜。《本草求真》：宣散肝经风邪，凡因风盛而见目赤肿翳，并遍身白癜瘙痒难当者，服此治无不效。

**【附方】**　白蒺藜散：治肝肾虚热生风，目赤多泪。炒白蒺藜、菊花、蔓荆子、决明子、炙甘草、连翘各等份，青葙子量减半。共研为粗末，每服6g。

# 201. 人参

## 人参润肺宁心，开脾助胃

**【原文解析】**　人参为草本植物人参的根，味甘、微苦，性微温，归肺、脾经。善补脾益肺，生津安神。

**【功效】**　大补元气，补脾益肺，生津，安神。

**【主治】**　气虚欲脱的重危症候；热病气津两伤；气血虚弱的心悸，失眠，健忘等；肺气虚弱的短气喘促；脾气不足的倦怠乏力，食欲不振。

**【用法】**　5 ～ 10g，另煎兑服。挽虚救脱 15 ～ 30g，分

次灌服。

【宜忌】　实证、热证、正气不虚者忌服。反藜芦，畏五灵脂、皂荚。不宜同时吃萝卜或喝茶。

【文献摘录】《神农本草经》：补五脏，安精神，定魂魄，止惊悸，除邪气，明目，开心益智。《珍珠囊》：治肺卫阳气不足，肺气虚促，短气少气，补中缓中，止渴生津液。

【附方】　生脉散：治气阴两伤，短气自汗。人参6g，麦冬15g，五味子6g。水煎服。

# 202. 蒲黄

## 蒲黄止崩治衄，消瘀调经

【原文解析】　蒲黄为水生草本植物香蒲的花粉，味甘，性平，归肝、心包经。善止血祛瘀。

【功效】　收涩止血，行血祛瘀。

【主治】　血证的咯血、衄血、吐血、尿血、便血、崩漏、创伤出血；瘀血阻滞的心腹疼痛，产后瘀痛，痛经。

【用法】　3～10g，包煎。外用适量。止血宜炒用，行血宜生用。

【宜忌】　孕妇忌用。

【文献摘录】《本草纲目》：生则能行，熟则能止。与五灵脂同用，能治一切心腹诸痛。

【附方】《太平圣惠方》方：治鼻衄经久不止。蒲黄60g，石榴花30g。共研为末，每服3g。

# 203. 天南星

## 岂不知南星醒脾，去惊风痰吐之忧

【原文解析】　天南星为草本植物天南星的干燥块茎，味苦、辛，性温，有毒，归肺、肝、脾经。善醒脾燥湿，治惊风痰涌。

【功效】　燥湿化痰，祛风止痉。

【主治】　顽痰咳嗽，胸膈胀闷；风痰眩晕，口眼歪斜，半身不遂；破伤风的抽搐痉挛；癫痫；外用于痈疽痰核肿痛。

【用法】　5～10g，入汤剂，制用；入丸散可生用，每次服0.3～1g；外用适量。

【宜忌】　本品性燥走散，易伤阴液，故阴虚燥痰者及孕妇忌用。

【文献摘录】　《本草求真》：胆制味苦性凉，能解小儿风痰热滞，故治小儿急惊最宜。天南星味辛而麻，气温而燥，性紧而毒。……性虽有类半夏，然半夏专走肠胃，故呕逆泄泻得之以为向导。南星专走经络，故中风麻痹亦得以之为向导。……南星专主经络风痰，半夏专主肠胃湿痰，功虽同而用有别也。

【附方】　青州白丸子：治风痰壅盛，半身不遂，及小儿惊风。生天南星90g，生半夏210g，生白附子60g，生川乌15g。研极细末，糯米糊丸如绿豆大，每服5丸，小儿2丸，薄荷汤下。

# 204. 三棱
## 三棱破积，除血块气滞之症

【原文解析】　三棱为草本植物黑三棱的块茎，味苦、辛，性平，归肝、脾经。善破血行气。

【功效】　破血祛瘀，行气止痛。

【主治】　气滞血瘀的癥瘕积聚，经闭腹痛；饮食不节、脾运失常的食积气滞，脘腹胀满疼痛。

【用法】　3～10g。醋炒能加强止痛之功。

【宜忌】　月经过多及孕妇忌用。

【文献摘录】　《开宝本草》：主老癖癥瘕结块。《本草纲目》：三棱能破气散结，故能治诸病。其功可近于香附，而力峻，故难久服。

【附方】　三棱丸：破一切血，下一切气。三棱、大黄、硼砂、干漆、巴豆各30g。共研末，醋煮糊为丸，如绿豆大，每服3丸。

# 205. 没食子

## 没食主泄泻而神效

【原文解析】　没食子为没食子蜂的幼虫在没食子树的幼枝上产生的虫瘿，味苦，性温，归肾、肺、脾经。善治泄泻。

【功效】　涩肠固精，敛肺止血。

【主治】　脾虚久泻，血痢，痔疮出血；肾虚遗精，早泄，遗尿，尿频；肺虚久咳，咯血；口疮，齿痛，创伤出血，疮疡溃烂久不收口。

【用法】　6～9g。外用适量。

【宜忌】　凡泻痢初起，湿热内郁或有积滞者忌服。

【文献摘录】　《本草求真》：功专入肾固气，凡梦遗、精滑、阴痿、齿痛、腹冷泄泻、疮口不收，阴汗不止，一切虚火上浮，肾气不固者，取其苦以坚肾，温以暖脾健胃，俾气按纳丹田，不为走泄，则诸病自能克愈矣。

【附方】　没食子散：治小儿洞泄、下痢。没食子、诃子各等份。共研为末，每服5g，粥调下。

# 206. 皂角

## 皂角治风痰而响应

【原文解析】　皂角为乔木植物皂荚树的果实，味辛，性温，有小毒，归肺、大肠经。善治风痰。

【功效】 祛痰，开窍。

【主治】 顽痰阻塞的胸闷咳喘、咳痰不爽；中风痰涌、牙关紧闭、昏迷不语；外用于疮肿疥癣。

【用法】 1.5～5g。研末吞服，每次 0.6～1.5g。

【宜忌】 本品辛散走窜，凡孕妇、气虚阴亏、有咯血倾向者均不宜服。

【文献摘录】《本草纲目》：通肺及大肠气，治咽喉痹塞，痰气喘咳，风疬疥癣。

【附方】 稀涎散：治中风痰涌，牙关紧闭。皂角、明矾各 1.5g。共研为末，温水灌服取吐。


# 207. 桑螵蛸
## 桑螵蛸疗遗精之泄


【原文解析】 桑螵蛸为螳螂的卵鞘，味甘、咸，性平，归肝、肾经。善治遗精。

【功效】 补肾助阳，固精缩尿。

【主治】 肾阳虚衰的遗精滑泄、遗尿白浊、阳痿不育、白带过多。

【用法】 3～10g。

【宜忌】 本品助阳固涩，故阴虚多火，膀胱有热者忌服。

【文献摘录】《本经逢原》：肝肾命门药也，功专收涩。

故男子虚损，肾衰阳痿，梦中失精，遗溺白浊方多用之。

【附方】《外台秘要》方：治遗精白浊，盗汗虚劳。桑螵蛸、龙骨各等份。共研为细末。每服 6g，空腹盐汤送下。

# 208. 鸭头血

## 鸭头血医水肿之盛

【原文解析】　鸭头血为绿头鸭的头和血。味咸，性寒，归肺、脾、肾经。善治水肿。现代少用。

【功效】　温阳，利尿，解毒。

【主治】　阳气不振的水肿，小便不利；服用金、银、砒霜引起的中毒。

【用法】　利尿鸭头连血煮食，或入丸剂；解毒饮热血。

【文献摘录】《本草纲目》：热血，解生金、生银、砒霜诸毒。《本经逢原》：鹜，温中补虚，扶阳利水，是其本性。男子阳气不振者，食之最宜，患水肿人用之最妥。

【附方】　鸭头丸：治阳虚水肿，小便不利。雄鸭头连血，葶苈子、防己各 60g。捣碎为丸服。

# 209. 蛤蚧

## 蛤蚧治劳嗽

【原文解析】　蛤蚧为除去内脏的蛤蚧干燥体，味咸，性平，归肺、肾经。善治劳嗽。

【功效】　补肺气，助肾阳，定喘嗽，益精血。

【主治】　肺痿喘咳、痰中带血；肾虚作喘、虚劳咳喘；肾阳不足、精血亏虚的阳痿。

【用法】　3～7g，水煎服；研末服每次1～2g；浸酒用1～2对。

【宜忌】　风寒或实热喘咳均忌服。

【文献摘录】《本草纲目》：补肺气，益精血，定喘止嗽，疗肺痈、消渴，助阳道。

【附方】　人参蛤蚧散：治病久体虚，咳嗽气喘。人参60g，蛤蚧1对，杏仁、炙甘草各150g，知母、桑白皮、茯苓、贝母各60g。共研为末，每服9g。

# 210. 牛蒡子

## 牛蒡子疏风壅之痰

【原文解析】　牛蒡子为草本植物牛蒡的成熟种子，味辛、苦，性寒，归肺、胃经。善疏风消痰。

【功效】　疏散风热，解毒透疹，利咽散肿。

【主治】　外感风热、咳嗽咳痰不利、咽喉肿痛；麻疹初期，疹出不畅及风热发疹；热毒疮肿、痄腮。

【用法】　3～10g，煎服或入散剂。

【宜忌】　本品能滑肠，气虚便溏者忌用。

【文献摘录】　《药品化义》：能升能降，力解热毒。性气薄而味厚。牛蒡，味苦能清火，带辛能疏风。主治上部风痰，面目浮肿，咽喉不利，诸毒热壅，马刀瘰疬，颈项痰核，血热痘疮，时行疹子，皮肤瘾疹，凡肺经郁火，肺经风热，悉宜用此。

【附方】　牛蒡解肌汤：治头面风热痰毒。牛蒡子、连翘、山栀、丹皮、玄参、石斛、夏枯草各10g，薄荷、荆芥各6g。水煎服。

# 211. 全蝎
## 全蝎主风瘫

【原文解析】　全蝎为蝎子的干燥全体，味辛，性平，有毒，归肝经。善治中风瘫痪。

【功效】　息风止痉，解毒散结，通络止痛。

【主治】　急慢惊风、破伤风的痉挛抽搐、中风面瘫、半身不遂；疮疡肿毒，瘰疬结核；风湿痹痛，偏正头痛。

【用法】　2～5g。研末吞服每次0.6～1g。外用适量。

【宜忌】 本品有毒，血虚生风者慎用。

【文献摘录】《开宝本草》：疗诸风瘾疹及中风半身不遂，口眼歪斜，语涩，手足抽掣。

【附方】《仁斋直指方》方：治风湿骨节挛痛，手足不举。全蝎 1g，麝香 0.1g。共研细末，空腹温酒送服。


# 212. 酸枣仁
## 酸枣仁去怔忡之病


【原文解析】 酸枣仁为灌木或乔木植物酸枣的成熟种子，味甘，性平，归心、肝经。善治怔忡。

【功效】 养心安神，敛汗。

【主治】 心肝血虚的怔忡、失眠、惊悸、虚烦；体虚自汗、盗汗。

【用法】 10 ～ 20g。研末服，每次 1.5 ～ 3g。

【宜忌】 有实邪郁火者不宜服。

【文献摘录】《本草纲目》：酸枣……其仁甘而润，故熟用疗胆虚不得眠、烦渴、虚汗之证。

【附方】 酸枣仁汤：治虚烦失眠。酸枣仁 15g，茯苓 9g，知母 6g，川芎、甘草各 3g。水煎服。

# 213. 桑寄生

## 尝闻桑寄生益血安胎，且治腰痛

【原文解析】　桑寄生为小灌木植物桑寄生或槲寄生的带叶茎枝，味苦，性平，归肝、肾经。善养血安胎，尤善治腰痛。

【功效】　祛风湿，补肝肾，强筋骨，安胎。

【主治】　风湿痹痛，肝肾不足的腰膝酸痛；肝肾虚损，冲任不固的胎漏下血、胎动不安。

【用法】　10～20g。

【文献摘录】　《神农本草经》：主腰痛，小儿背强，痈肿。安胎，充肌肤，坚发齿，长须眉。

【附方】　《太平圣惠方》方：治妊娠胎动不安。桑寄生30g，艾叶15g，阿胶6g。水煎服。

# 214. 大腹子

## 大腹子去膨下气，亦令胃和

【原文解析】　大腹子即槟榔，能下气消食和胃，治脘腹膨胀。其功能主治详见169条槟榔。

# 215. 小草
## 小草、远志具有宁心之妙

【原文解析】　小草为草本植物远志的地上部分，功用与远志相同，均有安心宁神的功效，今人只用远志不用小草。其功能主治详见 216 条远志。

# 216. 远志
## 小草、远志具有宁心之妙

【原文解析】　远志为草本植物远志的根，味辛、苦，性微温，归肺、心经。善宁心安神。

【功效】　宁心安神，祛痰开窍，消痈肿。

【主治】　心神不安、惊悸、失眠、健忘；痰阻心窍的精神错乱、神志恍惚、惊痫；外用于痈疽肿毒。

【用法】　3～10g，外用适量。

【宜忌】　有胃炎及溃疡者慎用。

【文献摘录】　《本草正义》：补益心气而通调营血，故为心家主药。《药品化义》：入心开窍，宣散之药。

【附方】　远志饮：治健忘心悸。远志、茯神、黄芪、人参、酸枣仁、当归各 9g，肉桂、甘草各 3g。水煎服。

# 217. 木通
## 木通、猪苓尤为利水之多

【原文解析】　木通原有两种：一种为藤本植物木通马兜铃的藤茎（关木通），因有肾毒性，现已不用；另一种为攀援性灌木小木通或绣球藤的藤茎（川木通），味苦，性寒，归心、小肠、膀胱经。善利水通淋。

【功效】　利水通淋，泄热，通乳。

【主治】　膀胱湿热的小便短赤，淋沥涩痛；心火上炎的口舌生疮，心烦尿赤；妇女经闭，产后乳少；湿热痹痛。

【用法】　3～6g。

【宜忌】　无湿热者及孕妇忌服。

【文献摘录】　《本草新编》：木通，逐水气，利小便，亦佐使之药，不可不用，而又不可多用，多用则泄人元气……但嫌其苦寒损胃，非若淡泻之无害也。

【附方】　木通散：治湿脚气，遍身浮肿。木通、槟榔各6g，猪苓、赤苓、桑白皮、紫苏各9g。水煎服。

# 218. 猪苓
## 木通、猪苓尤为利水之多

【原文解析】　猪苓为真菌猪苓的菌核，味甘、淡，性平，归肾、膀胱经。善利水渗湿。

【功效】　利水渗湿。

【主治】　水湿滞留的小便不利、水肿、淋浊、带下、泄泻。

【用法】　5～10g。

【宜忌】　不可久服。

【文献摘录】《本草衍义》：猪苓，行水之功多，久服必损肾气，昏人目。

【附方】　四苓散：治脾虚水肿，小便不利。茯苓、猪苓、泽泻、白术各9g。水煎服。

# 219. 莲肉
## 莲肉有清心醒脾之用

【原文解析】　莲肉为水生草本植物莲的成熟种仁，味甘、涩，性平，归脾、肾、心经。善清心、健脾。

【功效】　补脾止泻，益肾固精，养心安神。

【主治】　脾虚久泻，食欲不振；肾虚遗精、滑精；虚烦、惊悸失眠；妇女崩漏、白带过多。

【用法】　6～15g。

【宜忌】　大便燥结者不宜服。

【文献摘录】《本草纲目》：交心肾，厚肠胃，固精气，强筋骨，补虚损，利耳目，除寒湿，止脾泄久痢，赤白浊，女人带下崩中诸血病。

【附方】　清心莲子饮：治心火上炎，小便赤涩。黄芩、麦冬、地骨皮、车前子、甘草各 9g，莲肉、白茯苓、黄芪、人参各 6g。水煎服。

# 220. 没药
## 没药乃治疮散血之科

【原文解析】　没药为灌木或小乔木植物没药树皮部渗出的树脂，味苦、辛，性平，归心、肝、脾经。善治疮疡、外伤。

【功效】　活血止痛，消肿生肌。

【主治】　血滞瘀阻的跌打伤痛、胃脘疼痛、痛经、闭经、风湿痹痛、痈疽肿痛；疮疡溃破久不收口。

【用法】　3 ～ 10g。外用适量。

【宜忌】　本品味苦，胃弱者慎用。无瘀滞者及孕妇忌用。

【文献摘录】　《本草纲目》：乳香活血，没药散血，皆能止痛、消肿、生肌，故二药每每相兼而用。

【附方】　海浮散：治痈疽疮毒。乳香、没药各等份。火炙去油，研细调膏外贴。

# 221. 郁李仁

## 郁李仁润肠宣水，去浮肿之疾

【原文解析】　郁李仁为灌木植物郁李或欧李的成熟种子，味辛、苦，性平，归大肠、小肠经。善润肠利水，治浮肿。

【功效】　润肠通便，利水消肿。

【主治】　肠燥便秘；水肿腹满，脚气浮肿，小便不利。

【用法】　5～12g。

【文献摘录】《神农本草经》：主大腹水肿，面目四肢浮肿，利小便水道。《用药法象》：专治大肠气滞，燥涩不通。

【附方】　郁李仁汤：治水肿，胸满气急。郁李仁、桑白皮、赤小豆各9g，陈皮6g，紫苏8g，白茅根12g。水煎服。

# 222. 茯神

## 茯神宁心益智，除惊悸之疴

【原文解析】　茯神为真菌茯苓的菌核带有松根的白色部分，味甘、淡，性平，归心、脾经。善宁心益智，治惊悸失眠。

【功效】　安神健脾，利水渗湿。

【主治】　心神不安、惊悸怔忡、失眠健忘、烦躁不安；

心脾两虚证兼见小便不利。

**【用法】** 10～15g。

**【文献摘录】**《得配本草》：主治与茯苓同，但茯神入心之用多，治心虚健忘，疗虚眩，安魂魄，较茯苓之淡渗稍差。然总属淡渗之物，心无火而口干者，不宜轻用。

**【附方】** 安神定志丸：治惊恐不眠。茯神、茯苓、人参、远志各30g，石菖蒲、龙齿各15g。蜜丸，朱砂为衣，每服6g。

# 223. 白茯苓
## 白茯苓补虚劳，多在心脾之有眚

**【原文解析】** 白茯苓为真菌茯苓的菌核的白色部分，味甘、淡，性平，归心、脾、肾经。善补心脾，治虚劳。

**【功效】** 利水渗湿，健脾，安神。

**【主治】** 小便不利、水肿、停饮等水湿证；脾气不足的倦怠乏力、食少便溏；心悸、失眠。

**【用法】** 10～15g。安神用朱砂拌。

**【文献摘录】**《药品化义》：茯苓最为利水除湿要药，书曰健脾，即水去而脾自健之谓也。

**【附方】** 四君子汤：治脾胃气虚，食少乏力。人参、茯苓、白术、甘草各9g。水煎服。

# 224. 赤茯苓
## 赤茯苓破结血, 独利水道以无毒

【原文解析】 赤茯苓为真菌茯苓的菌核的赤色部分, 味甘、淡, 性平, 归心、脾、膀胱经。色赤入血, 善破结血、利水道。

【功效】 泄热, 行水, 利窍。

【主治】 湿热下注的热淋、血淋; 湿热壅结的水肿胀满, 小便短赤; 湿热暴泻; 湿热黄疸。

【用法】 10～15g。水煎服或入丸散。

【宜忌】 虚寒精滑或气虚下陷者忌服。

【文献摘录】 《本草通玄》: 赤茯苓但能泄热行水, 并不及白茯苓之多功也。

【附方】 茯苓汤: 治小便白浊不利, 时作痛。赤茯苓、沉香各 30g。共研为细末, 每服 6g。

# 225. 麦芽
## 因知麦芽有助脾化食之功

【原文解析】 麦芽为草本植物大麦的成熟果实经发芽干燥制成, 味甘, 性平, 归脾、胃、肝经。善健脾消食。

【功效】 消食和中, 回乳。

【主治】　面食积滞的食积不化，脘腹胀满，不思饮食；用于妇女回乳。

【用法】　10～15g。回乳用生、炒麦芽各30～60g，煎汁分服。

【宜忌】　哺乳期不宜用。

【文献摘录】　《本草纲目》：消化一切米面诸果食积。

【附方】　《本草纲目》方：快膈进食。麦芽120g，神曲60g，白术、橘皮各30g。共研为末，蒸饼丸如梧子大，每服30丸。

# 226. 小麦
## 小麦有止汗养心之力

【原文解析】　此处小麦应包括两种，浮小麦是草本植物小麦的未成熟颖果，善止汗；小麦是生长成熟的小麦，善养心，皆味甘，性凉，归心经。

【功效】　浮小麦益气，除热，止汗；小麦养心除烦。

【主治】　浮小麦主治阳虚自汗、阴虚盗汗等各种虚汗；骨蒸劳热。小麦主治妇女脏躁，悲伤欲哭。

【用法】　浮小麦15～30g，煎汤服，或炒焦研末服。小麦30～60g，煎汤服。

【文献摘录】　《本草纲目》：益气除热，止自汗盗汗，骨蒸劳热，妇人劳热。《本经逢原》：浮麦，能敛盗汗，取其散皮腠之热也。

【附方】《卫生宝鉴》方：治虚汗、盗汗不止。浮小麦，文武火炒令焦，为末。每服 6g。

甘麦大枣汤：治妇女脏躁，悲伤欲哭。甘草 9g，小麦 30g，大枣 6 枚。水煎服。

# 227. 白附子
## 白附子去面风之游走

【原文解析】　白附子为草本植物独角莲的块茎，味辛、甘，性温，有毒，归脾、胃经。善祛头面风邪。

【功效】　祛风止痉，燥湿化痰，解毒散结。

【主治】　中风口眼歪斜；破伤风；偏头痛；风痰壅盛的抽搐、癫痫；毒蛇咬伤；瘰疬痰核。

【用法】　3 ～ 5g。外用适量，熬膏敷患处。

【宜忌】　阴虚风动及孕妇忌服。

【文献摘录】《本草备要》：辛甘有毒，大热纯阳。阳明经药，能引药势上行，治面上百病。补肝虚，祛风痰。治心痛血痹，诸风冷气，中风失音，阴下湿痒。

【附方】　牵正散：治中风口眼歪斜，半身不遂。白附子、全蝎、僵蚕各等份。共研为末，每服 3g，热酒送下。

# 228. 大腹皮
## 大腹皮治水肿之泛溢

【原文解析】　大腹皮为乔木植物槟榔的果皮，味辛，性微温，归脾、胃、大肠、小肠经。善利水消肿。

【功效】　下气宽中，利水消肿。

【主治】　湿阻气滞的脘腹痞闷胀痛、大便不爽；水肿证；脚气肿痛。

【用法】　3～10g。

【文献摘录】《本草纲目》：降逆气，消肌肤中水气浮肿，脚气壅逆，瘴疟痞满，胎气恶阻胀闷。

【附方】　五皮饮：治头面肢体浮肿，小便不利。桑白皮、陈皮、生姜皮、大腹皮、赤茯苓皮各等份。共研为末。每服9g，水煎服。

# 229. 椿根皮
## 椿根白皮主泻血

【原文解析】　椿根皮为乔木植物香椿的根皮（现代将臭椿皮亦称椿根皮），味苦、涩，性凉，归大肠、胃、肝经。善涩肠止血。

【功效】　涩肠，止血，止带。

【主治】　久泻久痢、痔漏下血、崩漏；湿热下注的赤白带下。

【用法】　6～12g。

【文献摘录】　《本草备要》：治湿热为病，泄泻，久痢，崩带，肠风，梦遗，便数。有断下之功。

【附方】　《丹溪心法》方：治湿气下痢，大便血，白带。椿根皮 120g，滑石 60g。共研为末，粥糊为丸如梧桐子大，每服 50 丸。

# 230. 桑白皮
## 桑根白皮主喘息

【原文解析】　桑白皮为小乔木桑树的根皮，味甘，性寒，归肺经。善泻肺平喘。

【功效】　泻肺平喘，利尿消肿。

【主治】　肺热咳嗽气喘，痰涎壅盛；浮肿，小便不利。

【用法】　10～15g。止嗽平喘宜炙用，行水宜生用。

【文献摘录】　《药性论》：治肺气喘满，水气浮肿。

【附方】　泻白散：治小儿肺盛，气急咳嗽。桑白皮、地骨皮各 9g，粳米 6g，甘草 3g。水煎服。

# 231. 桃仁

## 桃仁破瘀血，兼治腰痛

**【原文解析】**　桃仁为小乔木植物桃的种仁，味苦，性平，归心、肝、肺、大肠经。善活血祛瘀，可治瘀血腰痛。

**【功效】**　活血祛瘀，润肠通便。

**【主治】**　各种瘀血证：跌打损伤引起的疼痛，痛经，血滞经闭，产后瘀滞腹痛，癥瘕；热郁瘀滞的肺痈、肠痈初起；肠燥便秘；咳嗽气喘。

**【用法】**　6～10g，捣碎入煎剂。

**【宜忌】**　孕妇忌用。

**【文献摘录】**　《珍珠囊》：治血结血秘血燥，通润大便，破蓄血。

**【附方】**　桃仁承气汤：治下焦蓄血。桃仁、大黄各12g，芒硝、桂枝、甘草各6g。水煎服。

# 232. 神曲

## 神曲健脾胃，而进饮食

**【原文解析】**　神曲为用面粉和其他药物混合发酵而成的制品，味甘、辛，性温，归脾、胃经。善健脾消食和胃。

**【功效】**　消食和胃。

【主治】　食积不化的脘腹胀满、不思饮食、肠鸣泄泻。

【用法】　6～15g。

【文献摘录】　《药性论》：化水谷宿食、癥结积滞，健脾暖胃。

【附方】　曲术丸：治饮食所伤，痞闷不食，时暑暴泻。神曲、苍术各等份。共研为末，面糊为丸如梧桐子大。每服30丸。

# 233. 五加皮

## 五加皮坚筋骨以立行

【原文解析】　五加皮为小灌木植物细柱五加的根皮，味辛、苦，性温，归肝、肾经。善祛风湿，强筋骨。

【功效】　祛风湿，强筋骨。

【主治】　风湿痹痛、筋脉拘挛；肝肾不足的腰膝软弱、两足无力、小儿行迟；皮肤水肿。

【用法】　5～10g。

【宜忌】　阴虚火旺者慎服。

【文献摘录】　《本草思辨录》：五加皮，宜下焦风湿之缓证。若风湿搏于肌表，则非其所施。古方多浸酒酿酒，及酒调末服之，以行药势。

【附方】　五加皮散：治小儿行迟。五加皮、川牛膝、干木瓜各等份。共研为末，每服3g。

# 234. 柏子仁

## 柏子仁养心神而有益

【原文解析】　柏子仁为乔木植物侧柏的种仁。味甘，性平，归心、肾、大肠经。善养心安神。

【功效】　养心安神，润肠通便。

【主治】　阴血不足、心神失养的虚烦不眠、惊悸怔忡；体虚多汗；阴虚血少的肠燥便秘。

【用法】　10～20g。

【宜忌】　便溏及多痰者慎用。

【文献摘录】《本草纲目》：养心气，润肾燥，安魂定魄，益智宁神。

【附方】　柏子养心丸：治阴血不足，惊悸怔忡。柏子仁120g，枸杞子90g，麦冬、当归、石菖蒲、茯神各30g，玄参、熟地黄各60g，甘草15g。蜜丸，梧桐子大。每服50丸。

# 235. 安息香

## 抑又闻安息香辟恶，且治心腹之痛

【原文解析】　安息香为乔木植物白花树的树脂，味辛、苦，性平，归心、肝、脾经。善辟恶气，行气血，治心腹暴痛。

【功效】　开窍辟秽，行气活血。

【主治】　秽恶邪气所致的卒然昏厥、心腹暴痛；痰浊闭阻心窍的神昏不语、痰盛气粗；产后血晕；外用于疮疡久溃不敛。

【用法】　0.3～1.5g，入丸散剂。

【宜忌】　阴虚火旺及虚脱症忌服。

【文献摘录】　《日华子本草》：治血邪，辟蛊毒……妇人血噤并产后血晕。

【附方】　安息香丸：治小儿肚痛，曲脚而啼。安息香、沉香、木香、丁香、藿香、八角茴香各9g，香附、砂仁、甘草各15g。共研为末，以膏和炼蜜丸如芡子大，每服3g，紫苏汤送下。

# 236. 冬瓜仁

## 冬瓜仁醒脾，实为饮食之资

【原文解析】　冬瓜仁为草本植物冬瓜的成熟种子，味甘，性寒，归肺、胃、小肠经。本品为常用副食品，炒食可健脾开胃。

【功效】　清热化痰，消痈排脓。

【主治】　肺热咳嗽；肺痈咳吐腥臭浊痰；肠痈；下焦湿热的带下、白浊、小便不利。

【用法】　10～15g。

【文献摘录】《本草述钩元》：主腹内结聚，破溃脓血，凡肠胃内痈，最为要药。《神农本草经读》：能润肺化痰，兼益胃气。

【附方】《救急易方》方：治男子白浊，女子白带。陈冬瓜仁炒为末，每空腹米饮服15g。

# 237. 僵蚕
## 僵蚕治诸风之喉闭

【原文解析】　僵蚕为家蚕幼虫因感染白僵菌而致死的僵化虫体，味咸、辛，性平，归肝、肺经。善治中风失音、咽喉肿痛。

【功效】　息风止痉，祛风止痛，解毒散结。

【主治】　肝风内动，痰热壅盛的抽搐痉挛、口眼歪斜；风热与肝热所致的头痛目赤，咽喉肿痛，中风失音，风虫牙痛；瘰疬痰核，疔肿丹毒；风疹瘙痒。

【用法】　3～10g；散剂每服1～1.5g。散风热宜生用，其他炒用。

【文献摘录】《本草求真》：治中风失音，头风齿痛，喉痹咽肿，是皆风寒内入，结而为痰。

【附方】　如圣散：治急风喉痹。白僵蚕、天南星各等份。生研为末。每服1.5g，生姜汁调灌。

# 238. 百合
## 百合敛肺痨之嗽瘘

【原文解析】  百合为草本植物百合的肉质鳞茎，味甘，性微寒，归肺、心经。善治肺痨久嗽。

【功效】  润肺止咳，清心安神。

【主治】  肺热久咳，痰中带血；热病后余热未清的虚烦惊悸、失眠多梦。

【用法】  10 ～ 30g。

【宜忌】  本品性质寒润，风寒咳嗽或中寒便溏者忌服。

【文献摘录】  《本草纲目拾遗》：清痰火，补虚损。

【附方】  百花膏：治喘嗽不已，或痰中有血。百合、款冬花各等份。共研为细末，炼蜜为丸如龙眼大。每服 1 丸，细嚼噙化。

# 239. 赤小豆
## 赤小豆解热毒，疮肿宜用

【原文解析】  赤小豆为半缠绕草本植物赤小豆的干燥成熟种子，味甘、酸，性平，归心、小肠经。善治热毒疮肿。

【功效】  利水消肿，解毒排脓。

【主治】  水肿腹满、脚气浮肿；外用于热毒痈疮：疖腮、乳痈、丹毒、烂疮等。

　　【用法】　10～30g。外用适量。

　　【文献摘录】《本草纲目》：此药治一切痈疽疮疥及赤肿，不拘善恶，但水调敷之，无不愈者。

　　【附方】　古方：治丹毒、烂疮。赤小豆煎汤，洗患处。

# 240. 枇杷叶

## 枇杷叶下逆气，哕呕可医

　　【原文解析】　枇杷叶为小乔木植物枇杷的叶，味苦，性平，归肺、胃经。善降咳逆，止呕哕。

　　【功效】　止咳化痰，和胃降逆。

　　【主治】　风热燥火引起的咳喘痰稠；胃热津伤的口渴，呕哕逆气；饮酒过度。

　　【用法】　10～15g。止咳宜炙用；止呕宜生用。

　　【文献摘录】《新修本草》：主咳逆不下食。《本草纲目》：和胃降气，清热解暑毒，疗脚气。

　　【附方】　枇杷叶汤：治哕逆不止，饮食不入。枇杷叶12g，陈皮15g，甘草9g。共研为粗末。每服9g，生姜水送服。

# 241. 连翘

## 连翘排疮脓与肿毒

【原文解析】　连翘为灌木植物连翘的果实，味苦，性微寒，归肺、心、胆经。善消疮肿，解毒排脓。

【功效】　清热解毒，消痈散结。

【主治】　热毒蕴结的疮毒痈肿、瘰疬结核；外感风热的发热、头痛、口渴；热入心包的高热烦躁。

【用法】　6～15g。

【文献摘录】　《神农本草经》：主寒热，鼠瘘瘰疬，痈肿恶疮，瘿瘤，结热。《珍珠囊》：连翘之用有三：泻心经客热，一也；去上焦诸热，二也；为疮家圣药，三也。

【附方】　银花解毒汤：治湿热风火，痈疽疔毒。金银花20g，连翘、紫花地丁、赤茯苓、夏枯草各15g，犀角3g（代），牡丹皮、川黄连各9g。水煎服。

# 242. 石楠叶

## 石楠叶利筋骨与毛皮

【原文解析】　石楠叶为灌木或小乔木植物石楠的叶，味辛、苦，性平，有毒，归肝、肾经。善通利筋骨，除皮毛风邪。

**【功效】** 祛风湿，补肝肾，强筋骨。

**【主治】** 风湿日久、肝肾不足的肢体麻木，腰背酸痛，脚弱乏力；头风头痛，风疹瘾疹。

**【用法】** 10～15g。

**【文献摘录】**《神农本草经》：养肾气，内伤阴衰，利筋骨皮毛。《本草纲目》：浸酒饮，治头风。

**【附方】** 石楠丸：治脚膝挛痹。石楠叶、白术、牛膝、防风、天麻、枸杞子、黄芪各60g，桂心、鹿茸各45g。共为末，木瓜1枚，捣膏和药末，为丸，如梧桐子大，每服40丸。


# 243. 谷芽
## 谷芽养脾，阿魏除邪气而破积

**【原文解析】** 谷芽为草本植物稻的成熟果实经发芽干燥而成，味甘，性平，归脾、胃经。善健脾开胃。

**【功效】** 消食和中，健脾开胃。

**【主治】** 食积停滞，消化不良；脾胃虚弱，食欲不振。

**【用法】** 10～15g；大剂量30g。生用长于健脾；炒用偏于消食。

**【文献摘录】**《本草纲目》：快脾开胃，下气和中，消食化积。

**【附方】** 谷神丸：启脾进食。谷芽120g，炙甘草、砂仁、白术各30g。为末，入姜汁、盐少许，作丸。每服9g。

# 244. 阿魏

## 谷芽养脾，阿魏除邪气而破积

【原文解析】　阿魏为草本植物阿魏的根汁干燥品，味辛、苦，性微温，归脾、胃经。善散结消积，杀虫除邪。

【功效】　破血散结，消积杀虫。

【主治】　癥瘕痞块；虫积；肉食积滞的脘腹胀满、嗳腐吞酸。

【用法】　1.5～3g，入丸散膏剂。

【宜忌】　胃弱者及孕妇不宜用。

【文献摘录】　《本草经疏》：其气臭烈殊常，故善杀诸虫，专辟恶气。辛则走而不守，温则通而能行，故能消积，利诸窍，除秽恶邪鬼蛊毒也。

【附方】　阿魏丸：治肉食不消，蕴蓄为热。连翘 10g，山楂 20g，黄连 12g。共研细末，醋煮阿魏 20g 作糊为丸，如梧桐子大。每服 30 丸。

# 245. 紫河车

## 紫河车补血，大枣和药性以开脾

【原文解析】　紫河车为健康产妇的胎盘，味甘、咸，性温，归肺、肝、肾经。善补精血。

【功效】　补精，养血，益气。

【主治】　肾气不足，精血衰少的不孕、阳痿、遗精、腰酸、头晕、耳鸣；气血亏虚的消瘦乏力、面色萎黄、产后乳少；肺肾两虚的气喘；气血亏虚的癫痫久发。

【用法】　1.5 ～ 3g。研末吞服。

【宜忌】　阴虚火旺者不宜单独应用。

【文献摘录】　《本草图经》：男女虚损劳极，不能生育，下元衰惫。

【附方】　单方：治肺肾两虚的气喘。紫河车，焙干研末装胶囊，每服3g，不发作时服用以固本。

# 246. 大枣
## 紫河车补血，大枣和药性以开脾

【原文解析】　大枣为灌木或小乔木植物枣树的成熟果实，味甘，性温，归脾、胃经。善补脾，缓和药性。

【功效】　补中益气，养血安神，缓和药性。

【主治】　中气不足，脾胃虚弱，体倦乏力，食少便溏；血虚面黄肌瘦、妇女血虚脏躁；配伍峻烈药以缓和药性。

【用法】　3 ～ 12 枚，或 10 ～ 30g。

【宜忌】　本品助湿生热，令人中满，故湿盛脘腹胀满、食积、虫积、龋齿作痛，痰热咳嗽均忌服。

【文献摘录】　《神农本草经》：安中养神，助十二经……

补少气少津，身中不足，大惊，四肢重，和百药。

【附方】 十枣汤：治水肿喘胀，二便不利。芫花、甘遂、大戟各等份。共研为末，每服 1g，大枣 10 枚煎汤送服，清晨空腹服。下利后糜粥自养。

# 247. 鳖甲

## 然而鳖甲治劳疟，兼破癥瘕

【原文解析】 鳖甲为鳖的背甲，味咸，性寒，归肝经。善益阴除热治劳疟，软坚散结破癥瘕。

【功效】 滋阴潜阳，软坚散结。

【主治】 肝阳上亢的头晕目眩；热病伤阴、虚风内动的手指蠕动、心烦作恶；阴虚火旺的骨蒸劳热、咳嗽咯血；久疟、疟母、经闭、癥瘕。

【用法】 10 ～ 30g，先煎。滋阴潜阳宜生用，软坚散结宜醋炙用。

【宜忌】 脾胃虚寒，食少便溏及孕妇均忌服。

【文献摘录】 《神农本草经》：主心腹癥瘕坚积、寒热，去痞、息肉、阴蚀、痔、恶肉。《本草纲目》：除老疟、疟母。

【附方】 鳖甲丸：治妇人癥痞冷气，心腹作痛。鳖甲 60g，木香 30g，大黄 90g，当归 20g。共研为末，炼蜜为丸如梧桐子大，每服 20 丸，食前温酒送下。

# 248. 龟甲

龟甲坚筋骨，更疗崩疾

【原文解析】　龟甲为乌龟的腹甲，味甘、咸，性寒，归肝、肾、心经。善坚筋骨，止阴虚血热的崩漏。

【功效】　滋阴潜阳，益肾健骨，养血补心。

【主治】　肝阳上亢的头晕目眩；热病伤阴、虚风内动的头晕目眩、心烦作恶；阴虚火旺的骨蒸劳热、盗汗遗精；肾虚筋骨不健、小儿囟门不合；心虚惊悸、失眠、健忘；阴虚血热的崩漏、经量过多。

【用法】　10～30g，先煎。

【宜忌】　脾胃虚寒者忌服，孕妇忌用。

【文献摘录】　《本草通玄》：大有补水制火之功，故能强筋骨，益心智，止咳嗽，截久疟，去瘀血，生新血。大凡滋阴降火之药，多是寒凉损胃，惟龟甲益大肠，止泄泻，使人进食。

【附方】　固经丸：治阴虚火旺，崩中漏下。黄芩、白芍、龟甲各 30g，椿根皮 21g，黄柏 9g，香附 7.5g。共研为末，酒糊丸梧子大，每服 50 丸。

# 249. 乌梅

## 乌梅主便血疟痢之用

【原文解析】　乌梅为乔木植物梅树的未成熟果实的加工熏制品，味酸，性平，归肝、脾、肺、大肠经。善止便血、久痢、久疟。

【功效】　敛肺，涩肠，生津，安蛔。

【主治】　肺虚久咳；久泻久痢；虚热烦渴；蛔厥腹痛呕吐；便血、崩漏；久疟不止；外用于疮毒、胬肉外突。

【用法】　3～10g。止泻止血宜炒炭用。外用适量，捣烂或炒炭研末外敷。

【宜忌】　本品酸涩收敛，外有表邪或内有实热积滞者均不宜服。

【文献摘录】　《本经逢原》：乌梅酸收，益津开胃，同建茶、干姜，治休息痢，能敛肺涩肠，止呕敛汗，定喘安蛔。

【附方】　《肘后备急方》方：治久痢不止。乌梅肉20个。水煎服。

# 250. 竹沥

## 竹沥治中风声音之失

【原文解析】　竹沥为淡竹或青秆竹等竹竿经火烤所沥出

的汁液，味甘，性寒，归心、肺、胃经。善治痰热中风失音不语。

【功效】 清热滑痰。

【主治】 肺热痰壅的咳逆胸闷，烦渴汗出；痰热蒙蔽清窍的中风口噤、惊悸癫狂。

【用法】 30～50g，冲服。

【宜忌】 本品性寒质滑，寒嗽及脾虚便溏者忌用。

【文献摘录】 《本草纲目》：中风失音不语，养血清痰，风痰虚痰在胸膈，使人癫狂，痰在经络四肢及皮里膜外，非此不达不行。

【附方】 《备急千金要方》方：治中风口噤，不知人。淡竹沥50g。冲服。